U0215951

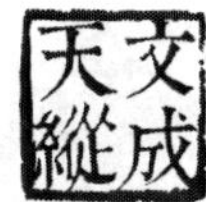
文成
天縱

中醫古籍稀見稿抄本輯刊

ZHONGYI GUJI XIJIAN GAO-CHAOBEN JIKAN

李鴻濤 主編

59

广西师范大学出版社
GUANGXI NORMAL UNIVERSITY PRESS
·桂林·

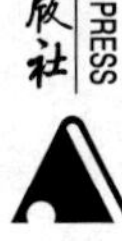

第五十九册目録

壽命無窮八卷（卷六至七）

不著撰者

清抄本

壽命無窮卷之六

傷寒論

夫傷寒一症關係甚重生死反掌之間蓋得其法而從其時則理症之有緒而治易若不得其法不從其時如瞽者夜行茫無所覩而治難故聖人從之而不違其時也蓋仲景傷寒一書立法講論精詳悉備後學焉能再述然觀其立方之意原因方土相宜而人之所禀亦異非好用攻削之劑不過因人而施亦隨其時也然又考仲景夫子生於漢末去古未遠風氣猶厚形多

壯偉氣禀亦厚而所用之藥大都爲感邪卽病而設必内傷不多故施之而見効況南北地殊厚薄不侔然其意可師也其法不可改也循至今時千有餘年風氣澆矣人物柔脆形多薄弱藥難峻削兼之東南江浙之地水土極弱閩廣稍勝於江浙荆揚梁豫又勝於閩廣以西北之土較之迥别故用藥應時而可改非違仲景也民所以變而通之以從時也凡人之傷寒有六經者其邪始於何經終於何臟有之内必形之外其證可得聞乎因冬氣嚴寒萬類潛藏觸冒之者乃謂之傷寒耳又曰傷寒初成先入皮毛玄府壅塞正氣不舒無所發泄怫鬱而生熱也

其所謂傳裏者始外而達於内也邪由皮毛而肌肉尤肌肉而經絡而傳入臟腑是謂表傳裏也蓋究其的無出乎表裏虚實陰陽寒熱八者而已其症有表有裏有表實裏虚有裏實表虚有表裏俱實有表裏俱虚有表寒裏熱有表裏俱寒有表裏俱熱有陽症有陰症有陰極似陽陽症似陰有陰勝格陽陽極變陰要當明辨而施大凡傷寒之始者必從太陽而起傳經之論難以日数而拘人之形體有强弱表裏輕重之不同蓋風寒乃是天之客邪其中於人者或入於陽或入於陰或有始於太陽而傳之厥陰其氣自衰不傳而愈者或有邪氣不罷而傳別經

者或有間經而傳者或有傳至二三經而止者或有始終只在一經者或有越經而傳者或有初入太陽而不變鬱熱便入少陰而成寒證者或有直中陰經而成真寒證者或有證變者或有脉變者或有取證不取脉者或有取脉不取證者皆緣邪氣之乘於經絡原無一定之理今之論治傷寒者拘定是一二日病在太陽當發表三四日病在少陽宜和解五六日病在陽明方可下此論一出後世被其蒙害者多矣蓋因不能明傷寒之道耳夫治之之法如見於太陽者宜直攻太陽如見於少陰者宜直攻少陰此活法也仲景云日數雖多但見表證脉浮而有

力者尤宜汗之日数雖少但有裏證而脉實者亦宜下之况其取方立論甚嚴曰可溫曰可下曰少與曰急下以夫先溫其裏乃攻其表或有先解其表乃攻其裏此確論也而又當察脉觀形是寒是熱一一親切無疑方可下手若胸無成見必拘於某日病傳某經而用某方以治人則輕必變重重必危殆可不慎哉其病先起於太陽太陽者爲諸陽之首主氣分爲四通八達之衢故多傳變受病爲先其症頭痛惡寒腰背強重脉浮而緊此爲邪氣在表發散可愈少陽之傳者其症寒熱往來胸脇脹滿口燥咽乾此屬半表半裏之邪在胆經無出之道路和解自

愈陽明之傳者其症目痛鼻乾頭痛不眠身體微熱惡寒此屬陽明之標證也清之可愈若腹脹舌胎譫語脉有力者亦陽明之實症也急宜下之太陰之傳者太陰者爲三陰之首主血分屬坤土其症身熱腹痛咽乾手足温暖或自利不渴此因陽經熱邪傳入太陰脾經之標病亦宜清之若初起無頭疼熱渴脉沉遲細軟便怕寒中脘腹滿而痛吐瀉足冷小便清白而嘔噦此本經直中真寒之症也急宜温之少陰之傳者少陰者爲三陰交中屬腎經乃人生之根蒂也其症引衣踡卧身體惡寒或舌乾口燥譫語發渴大便不通此因陽經熱邪傳入少陰腎經

而脉實者亦宜下之若初起無頭疼口渴身體不熱惟有惡寒厥冷腹疼吐瀉脉沉而遲此本經直中真寒之症也更宜温之厥陰之傳者厥陰者爲三陰交盡乃六經之尾屬肝木大抵傷寒至厥陰病勢已極全生者十之二三其症煩满囊拳舌捲消渴便實譫語手足乍温乍冷此因陽經熱邪傳入厥陰肝經脉實者亦宜下之若病初起身體不熱而無頭疼口渴惟有舌捲囊縮口吐涎沫四肢厥冷腹疼吐瀉脉沉而伏此本經直中真寒之症也更急温之兩感之症者陰陽俱傳而爲病也但有寒熱之分兩感於寒者救裏爲主而表證其次也兩感於熱者表

急則散表爲主而清裏其次也然表裏不可並攻陰陽難同一治也太陽以少陰之傳者其症舌乾頭痛寒熱相兼左尺之脉沉洪者此腎與膀胱合病也陽明與太陰之傳者其病目痛鼻乾不欲食而腹滿大便自利右關之脉沉長者此脾與胃之合病也少陽與厥陰之傳者其症寒熱往來口苦耳聾舌捲囊縮而嘔左關之脉沉弦者此肝與胆之合病也熱結症者小腹滿而口渴大便秘結小便短赤熱結膀胱太陽之裏症也宜清而潤更不宜下若下利清水身體發熱譫語口渴心下硬痛脉有力者急宜下之三陽合病必致自利三陽者謂太陽陽明少陽

也一陽經先病邪未盡又過一經而傳者爲併病併病未已又過一經而三陽互相合病邪無所出皆自下利慎勿悮溫悮下治宜清熱和解其利自止也挾血症者眼閉目紅神昏語亂口乾煩躁眩冒驚狂背冷足寒心胸腹脇滿痛四肢厥冷小便自利大便黑色此因瘀血所滯而然如血鬱心脾者狀若鬼神爲禍吐血症者多太陽分受熱當汗失汗致使熱毒深入積蓄於臟遂成吐血也衄血症者經絡熱盛致血妄行於上而來於鼻者爲衄血然雖熱盛邪由在經慎不可發汗經云奪血者無汗奪汗者無血若傷寒得衄而解者邪之輕也得衄不解者邪之

重也蓄血症者瘀血蓄結而不散病者如狂膀胱熱結則譫語燥渴身目俱黄小腹硬満而痛小便自利大便黑色經云太陽病不解熱結膀胱其人如狂血自下者愈發斑症者身面如火鼻焦汗出狂呌不休口燥咽乾六脉洪數此三焦之熱病也夫熱盛則傷血血熱不散裹寒表虚熱氣乘虚出於皮膚而爲斑也輕者如疹重者錦紋陰毒症者皆由腎氣本虚素有積寒在内或因慾事已後着寒或服寒凉之物内既伏陰復加外寒内外皆寒遂成陰毒故其面目皆青咽喉疼痛身如被杖者也陽毒症者鼻額紅腫面目掀赤盛腫不開咽喉疼痛或壯熱氣喘

口乾舌燥或寒熱往來目疼脇滿此陽分受毒也仲景云陰陽毒者感天地惡毒之異氣入於陽經爲陽毒入於陰經爲陰毒陽厥症者十指皆温心煩便閉言語無倫脉來沉細有力此傳經熱邪之病葢緣陽氣已極勢必發厥卽陽症似陰外雖有厥冷内有邪熱未解先因大便結實失下使血氣不通手足乍温乍冷如火煉金熱極金反化水水寒極而反成氷反能載物治之差訛死証立判陰厥症者遍體皆寒二便自利心内不煩唇指帶青身體戰慄踡卧腹痛口角流涎脉來沉遲無力本是三陰血分自受寒邪不從陽分傳入謂之陰厥症也剛柔二痓者

口噤如癇角弓反張手足攣搐面赤如火頭搖不定項強惡寒其病起於太陽先傷於風重感於寒無汗爲之剛痓也柔痓症者起於太陽先傷於風重感於濕有汗不寒爲之柔痓病也二證皆屬膀胱其形相似惟分其有汗無汗以別之陰格陽之症者最難分別陰極發躁面帶陽色欲投冷水之中脉遲無力之可驗也亡陽之症者皆由發汗過多而虛其衛故頭眩振振肉瞤筋惕而元陽之氣虛極將脫之危症也無陽症者頭疼惡寒身體不熱汗不能發越此屬陰盛無陽之病也戴陽症者身體微熱面帶赤色躁悶欲水不欲水虛火炎炎勢如焚燒治因汗

下傷其元氣而爲戴陽症也撮空症者乂手當胸循衣摸床言語昏沉則因肝氣熱而乘肺金最爲逆候懊憹症者心中虛煩欝悶難舒欲吐不吐反復顛倒亦無睡眠懊懊憹憹則因表證而反下之致使陽邪陷於心胸之間輕者懊憹重者結胸痞氣便膿血症者皆由温熱積於腸胃之間而痢下膿血也衝脉爲血之海即血室也衝脉得熱血必妄行在男子則下血譫語其邪熱由陽明而傳於血室也越經症者睡夢中忽言忽語神氣昏沉而無主定湯粥以之隨口俱吞不以不問其形似醉懶以舉動此心火尅金而然也蚘厥症者手足氷冷其人素有寒或

傷生冷之物於是胃中虛寒肌不能食食卽吐蚘蚘聞食卽出輕者吐小蟲重者吐長蟲舌乾口燥胃氣本虛蟲無所安而出矣狐惑症者亦蟲病也蟲食其肛唇上生瘡蟲食其臟下唇有瘡蟲食其肛則聲啞蟲食其臟則咽乾面色或白或黑或赤睡眠默默四肢沉重不思不食若舌白齒晦者殺人甚速食積症者形類傷寒發熱惡寒頭疼不止惡心嘔吐是也然此症何以辨之但身不痛之爲異也脚氣之症亦類傷寒身體發熱頭疼惡寒脚膝腰痛難以轉動大便不通嘔逆體疼者也挾痰症者亦類傷寒身體發熱頭眩涎出言語昏亂神不守舍痰涎乘之

氣上而喘皆由中氣不足內傷所成也勞力感寒症者亦似傷寒頭疼微渴寒熱相兼兩腿酸疼舉步艱難濈濈然汗出身體疼痛脉虛無力只因氣血有虧腠裡不密而後外寒乘之也色復症者傷寒瘥後血氣未平男女交合而病反復者名爲女勞復若無病人以有病人交合而反得病者名爲陰陽易在男子則陰腫小腹刺痛在婦人則裏急連腰跨重引腹內痛大熱昏沉錯語失神眼中生花百節解散熱氣冲胸膈塞難過者也勞復症者新愈之後氣血虛弱邪熱復傳於經絡錯語昏沉神氣衰少煩熱口渴者也食復症者初愈之後不能勝穀氣胃雖納

物而中土未健或喜五味之美而多食之或早用穀肉諸物而悞食之以致脾虛不能運化而復生虛熱也百合症者百脉一宗蓋欲卧不卧欲行不行寒又不寒熱又不熱飲食不食口苦便赤入口即吐利狀若鬼神爲禍大抵汗吐下之後元氣虛弱多變此證晚發症者蓋因冬感於寒不即病伏藏於肌膚至春陽氣發越其伏寒亦隨時氣而變爲熱矣即內經所謂冬傷於寒春必病温其症身痛頭疼發熱惡寒口渴無汗乃其證也時行病者乃四時之令不正而有其病所謂春應暖而反寒夏應熱而反凉秋應凉而反熱冬應寒而反温非其時而有其氣是

以一歲之中病無少長多相似者此爲時行之氣也或有天時暴厲之氣流行人間互相傳染者爲時疫然又有風温濕温温瘧傷風等症一皆發熱其形相似而實有不同也然以正傷寒之治仲景雖有三百九十七法不外乎在表者汗之散之在裏者下之利之熱者清之寒者温之虚者補之實者瀉之在上者因而越之下陷者升而舉之從乎中者和解之此治傷寒之大法不可不知也附傷寒變症悮用條例開後以便臨症者之易察也

一傷寒陽症未期不當下而下之早者變爲結胸

一傷寒陰症未期不當下而反下之變爲痞氣

一傷寒當汗而失於表汗者變爲黄疸

一傷寒不當汗而重發其汗變爲痓病

一傷寒汗出過多不以斂者手足厥冷變爲亡陽之險

一傷寒可下而下過者自利不止變爲亡陰之危

一傷寒當温而不以温則吐利並行心腹疼痛

一傷寒不當温而以温則吐衄妄行心煩燥擾

一傷寒可水而不以水則爲譫語而發狂妄

一傷寒不可以水而水則水不行而停心下

一傷寒當溫而以之表變爲嘔逆身體大熱

一傷寒當表而不表反以之溫則爲口燥咽乾

一傷寒當溫而不溫反以之水變爲嘔逆

一傷寒當水而不水反以之溫變爲痰涎

一傷寒當利小便而不利之則小腹脹滿而變別病

一傷寒不當利小便而反利之則小水頻而津液少

一傷寒當燥而不燥則一身盡痛不能轉移

一傷寒不當燥而燥則煩渴不已後生懊憹

一傷寒當補而不補則正氣空虛邪熱反盛煩渴不止

一傷寒當瀉而不瀉則自利不止惡心嘔逆

一傷寒當凉而不凉則自汗惡風邪熱反盛

一傷寒不當凉而凉則汗閉腠裡癰疹餘毒

一傷寒當熱而不熱則咽嗌腫痛腹中不利

一傷寒脉不沉實不可強下下之必危

一傷寒脉不弦緊不可強汗汗之慎膿

一傷寒下痢不宜發汗若悞汗之使邪氣内攻復泄其津液胃
氣轉虛必成脹滿

一傷寒陽明嘔多不當下若悞下之則自利不止内經云嘔多

雖有陽明病不可攻之攻之爲逆

一傷寒畜血一症者皆由瘀血畜結於内先有表證當汗不汗瘀血在裏必血結也

一傷寒少陰但厥無汗而强發其汗必動其血甚致從口目鼻耳臍出者名爲上厥下竭最爲逆候

一傷寒已經得衄不解者更不可發汗若悮汗之必額上陷脉浮而緊直視不能眗不得眠也

一傷寒腎臟内虚水結不散氣以水摶卽發奔豚汗下之法愼不可施

一傷寒動氣者即氣痛也其人先有痞氣或痞積而後感於寒妄施汗下致動其氣在臍之上下左右跳動者也

一傷寒凡口燥咽乾舌無津液或咽喉疼痛或失血瀉利小便淋瀝或内傷勞倦夢遺泄精或房勞致虛心氣耗散或婦女經水適來適斷或氣虛血弱或新産血虛皆不宜汗吐也

一傷寒在表及惡風惡寒或頭背項腰強痛拘急或手足逆冷不溫或尺脉弱或六脉虛細或嘔吐氣虛血虛内傷勞役或胎前崩漏經水適來適斷或心下硬小便清白或挾陰面赤脉雖大而無力皆不宜下也

一傷寒元氣虛弱及老弱氣血兩虛或房慾陰虛勞倦內傷脾胃素弱或婦人胎產崩漏經水適來適斷脉虛細無力悉皆不可用吐法也

一傷寒發熱惡寒頭項痛腰背強惡心拘急體痛骨節疼此屬太陽膀胱經之標病不宜下也

一傷寒身體發熱微惡寒頭額目痛鼻乾不眠此屬陽明經之病不宜利小便也

一傷寒頭痛目眩耳聾胸脇痛寒熱往來嘔而口苦心下滿悶此屬少陽經之病理宜和解汗吐下三法皆不宜用也

傷寒辨案

有人冬月傷寒頭痛發熱汗出口渴右關脉浮洪帶數人以爲太陽之症也誰知是太陽之傳於陽明乎若徒用麻黄湯以治太陽則汗出不能止口渴不能解若徒用葛根湯以治陽明則頭痛不能除勢必變証多端宜當正治陽明胃經之邪留於太陽之間者不過零星之餘邪若直治太陽則反傷其正氣矣故太陽不必治而竟治陽明蓋陽明爲多氣多血之府邪入其中正足大資其凶横而挾其腑之氣血爲炎氛烈焔者往往然也故必須用大劑凉藥始可祛除其横暴之氣也方用麥門冬一兩

生石羔二兩人參五錢知母三錢白茯苓三錢黑山梔三錢柴胡一錢甘草五分鮮竹葉一百片水煎服一劑而頭痛除二劑而身熱退汗止而口亦不渴矣此即白虎湯之加味者用石羔知母以瀉陽明之火邪從大便而走用柴胡梔子以斷其少陽之路重用麥門冬以清其肺金之氣使火邪不犯於太陰也用茯苓通利膀胱而太陽之餘邪盡隨之而外泄也至於人參甘草不過調和臟腑復乎元氣而有攻補兼施之妙然論傷寒一症最難治若得其法而最易治也蓋邪有來路有去路有旁路有險路由太陽而來者是來路也從陽明而出者為氣分之生

路也塞太陰者是斷其旁走之路也斷少陽者是阻其隨陰之險路也知此法而通之各經何傷寒之不愈耶

有人冬月傷寒發熱口苦頭痛飢不欲食腹中時痛左關脉弦數重按無力人以爲太陽之症也誰知是少陽之病乎夫傷寒未有不從太陽入者由太陽而入陽明由陽明而入少陽者傳經之次第也何以邪入太陽即越陽明也治者以爲隔經而傳之而孰知不然蓋邪之乘人原無定理故太陽受病往往多兼少陽者然則此證同感而非越經之症也方用白芍藥五錢白朮炒三錢茯苓三錢柴胡一錢黃芩二錢神麯炒一錢廣陳皮一

錢甘草五分水煎服一劑而熱止二劑而腹不痛頭亦不疼口自不苦矣此方即逍遥散之變方也葢病在半表半裏之間故用柴胡以解散表裏之邪而太陽膀胱之邪何能獨留况方中原有茯苓白朮以利腰臍而未嘗不通太陽膀胱之氣乎用陳皮甘草不過取其和解理氣復加神麴黄芩少清其胃中之火用白芍爲君者大補其肝胆之虚而又能退熱平肝之聖藥風木既和而諸證盡除也

有人冬月傷寒發熱口渴譫語時而發厥足太陰與少陰之脉大而數重按無力人以爲熱深則厥亦深也疑是厥陰之症誰知

是足太陰之症乎夫太陰者脾土也脾與陽明胃經爲表裏表熱而裏亦熱此乃胃邪移熱於脾也葢此症最危最急凡人以脾胃爲主脾胃盡爲火邪所爍而腎水有不立時熬乾者乎故少陰腎脉亦數大也治法宜急救脾胃矣然而救脾則胃火愈熾救胃則脾土立崩此中之消息最難下手惟當速救腎水之乾枯而已方用玄參一兩麥門冬五錢熟地黄八錢甘菊花二錢黑料荳皮三錢芡實三錢水煎服此方名爲救枯丹用玄參爲君者以散其脾胃浮遊之火甘菊花以清胃中之邪麥門冬以清金滋肺中之液助熟地以生腎水庶幾滂沱大雨自天而

降大地焦枯立時優渥何旱魃之作祟哉又恐過於汪洋加入芡實以健其脾氣而仍是腎經之藥則脾腎相宜加入料荳皮以清腎中火則生水更速自能灌溉之功絕無侵凌之患故一劑而譫語定再劑而口渴除三劑而厥亦止身自清涼矣此症世人未知治法往往差訛悞爲若能明此理者用之最建奇功可爲傷寒門中之活命丹也

有人冬月傷寒大汗而熱未解腹又痛不可按陰脉微弱而陽脉極虛人以爲汗雖發外而內邪未除結於腹中乃陽症變陰之病也民以爲不然夫傷寒而至汗大出是邪隨汗解宜無邪在

其中何至腹痛此乃陽氣盡亡陰亦盡泄腹中無陰以相養無氣以運動尤似邪之内結而作痛蓋陰陽兩亡之急症也夫痛以可按爲虚不可按爲實何以此症不可按而又以爲虚乎不知陰陽兩亡腹中正在將絶之際不按之已有疼痛難忍之時況有按而碍其腸胃安得不重增其苦所以痛不可按也如遇此症急不可緩方用急救陰陽湯黄芪蜜炙一兩人參五錢白术土炒五錢原熟地炒鬆一兩當歸身五錢甘草炙五分製附子五分棗仁炒五錢水煎服一劑而腹痛頓止二劑而身熱解汗亦盡止矣此方用參芪以補氣使陽回於陰之内用熟地當

歸棗仁以補血使陰攝於陽之中用白朮甘草和其腸胃而通其腰臍使陰陽兩歸於氣海關元則亡者不亡而絕者不絕也倘認是陽症變陰純用大熱之劑雖亦能回陽於頃刻然內無陰氣陽回而陰不能攝亦旋得而旋失矣

有人冬月傷寒大汗熱解腹微痛腰不可俯仰脉皆沉遲無力人以爲邪在腎經未出欲用防已獨活之類治之然則非其治也此因發汗亡陽陽虛而陰不能濟之故也夫汗者陰之化也泄汗則傷陰過汗則亡陽由是陰陽兩虧隨道難行致有腹痛腰不可以俯仰也方用濟陽湯治之白朮炒焦五錢人參五錢懷

山藥三錢茨實三錢茯神三錢杜仲炒三錢棗仁炒二錢炙甘草一錢肉桂一錢水煎服一劑而腹疼止二劑而腰輕三劑而俯仰自適矣此方助陽氣之旺而不去助陰氣之微方中所以不用地黄當歸雖爲補陰之品而其建功甚緩又慮虚陽之不能驟生故純用參术肉桂以補其失散之元陽蓋陽旺則陰易生所謂陽速而陰遲耳苟或不明適用防已獨活之類再耗散真元而重損津液則終身不爲廢人者幾希矣

有人冬月傷寒大汗氣喘不能息面如硃紅口不能言呼水自救却僅能一口而不欲多飲脉多沉伏人以爲熱極欲用白虎湯

以解其陽明之火也誰知是戴陽之症乃上熱而下寒也若用白虎湯雖多加人參下喉即亡矣方用八味地黃湯半觔多煎湯恣其渴飲必熟睡半日醒來汗必止氣必不喘面必青白口必不渴矣葢此症原不宜汗而汗之以致大發其汗汗既大出而陽邪盡洩而陰亦隨之上升欲盡從咽喉而外越以皮毛出汗而陰氣奔騰不得盡隨汗泄故直趨咽喉大路不可止抑矣陰既上升陽又外洩不能引陰而回於氣海故喘急而不息也面如硃紅口欲言而不得者非虗熱而乎此症所謂上假熱而下真寒也八味地黃湯補水之中仍是補火之藥下喉之時火

得水而解入胃之後水得火而寧調和於上下之間灌注於肺腎之際實有妙用也夫發汗亡陽本是傷氣何以治腎而能奏功耶不知亡陽之症內無津液以致虛火沸騰故用地黃茱萸大補其真陰則胃得之而息其焰加入附子肉桂大補其真火則脾得之而土氣自生脾之土氣生而肺金之氣有不因之而得養者乎肺氣一生自然清肅之令行毋呼子歸同氣相招勢必下引腎氣而自歸於子舍矣腎氣既歸而腎宮之中有溫和春色以相薰又得汪洋春水以相育則火得水而生水得火而悅水火既濟何愁奏功之不速也

有人冬月傷寒面青發厥手冷兩足又熱少陽與厥陰脉弦而浮數發厥之時則脉皆伏人以爲直中陰寒之症宜用理中湯治之而不知非其治也此乃邪氣在肝欝而不散風邪在半表半裏之間若用理中湯以火濟火必然發狂而危矣夫直中陰寒之症未有不從足而先冷者也今兩足既熱其非直中陰寒者明矣況其脉未厥之前原是浮弦而數厥見則伏浮爲風數爲火弦爲胆木之象論脉又非直中陰寒者更明矣治法先清其火而和解其肝胆之氣厥自除也方用白芍藥一兩柴胡三錢當歸二錢黄芩二錢黑山梔二錢甘草一錢牡丹皮三錢製半

夏二錢水煎服一劑而手温再劑而厥止身熱盡除而面自不青耶此方即小柴胡之變法也用白芍爲君者善以平肝而除少陽厥陰之暴用當歸半夏有行血壯胆開痰之能復加黄芩黒山梔牡丹皮無非清熱而已柴胡甘草又能和中解散表裏之邪表裏既清而邪鬱自解何厥之有哉

有人冬月傷寒身熱汗自出惡寒而不惡熱氣口脉大而無力人以爲陽明之症也欲用石羔湯治之而不知非其治也汗出似陽明然陽明未有不惡熱者今不惡熱而惡寒此陽氣甚虚邪欲出而不出内熱已解而内寒未散之故此病必因誤汗所致

方用補中益氣湯黄芪蜜炙一兩人參五錢於白术土炒焦八錢當歸五錢廣皮一錢柴胡一錢升麻一錢甘草一錢桂枝七分南棗三枚水煎服一劑而汗止身凉亦不惡寒矣夫補中益氣湯非治傷寒之症也李東垣用之以治内傷之病實有神功今何所取乎不知傷寒之中亦有内傷之病正不可拘拘於傷寒而不思治變之方也然經絡之存邪者無幾所謂邪從汗解今汗亦過矣即有畏寒之邪必淺是内傷重而外感輕也故補中益氣湯補正之中而兼有袪邪之藥況又加桂枝以散寒邪故一劑而奏功之捷也

有人冬月傷寒身熱五六日不解譫語口渴小便自利欲臥左寸脉細數無力人以爲陽明之熱症也欲用竹葉石羔湯治之而不知非治法也夫譫語雖屬胃熱然胃熱譫語者其聲必高拂其意必怒今但譫語而低聲非陽明之熱也但既非陽明之熱何以口中作渴欲飲水以救渴耶然口渴飲水者蓋腎中之液畏心火之炎而不泛上反走於膀胱故小便反利其非胃熱者又明矣夫陽明火盛多致發狂今安然欲臥豈是胃熱之病乎然此症乃心虛之故心虛則神不守舍而譫語故寸脉無力也心虛則火易起火盛爍爍其津液欲其不渴得乎夫心又與小

腸相爲表裏心火一盛勢必移其熱於小腸故小便自利也方用寧心湯麥門冬一兩茯神五錢棗仁生用五錢牡丹皮三錢柴胡一錢甘草五分燈心三分水煎服一劑而譫語止二劑而口渴除身熱亦解脉亦不數也此方用麥冬茯神棗仁以補心而安神丹皮燈心以分消火熱之炎柴胡甘草以和解其邪氣邪火一退心氣自寧而津液不乏故口渴止也心氣一足神必歸舍故譫語除也心氣下降腎水上升心腎既交而精氣自長必不思臥矣

有人冬月傷寒至五六日往來寒熱胸脇苦滿或嘔或吐或渴或

不渴或煩或不煩左關脉弦數而左尺脉大且無力人以爲少陽之病也宜用小柴胡湯以和解之夫小柴胡湯治少陽有邪之聖藥用之似乎無不宜也以少陽居於表裏之間邪入而併於陰則寒併於陽則熱痰結於胸脇則苦滿欲吐欲不吐欲渴不渴而煩悶生矣用柴胡湯以和解之自易奏功然而止可一用而不可常用也蓋少陽胆木最喜者水耳其次則喜風柴胡風藥得之雖可以解愠然日以風藥投之則風能燥濕愈見乾枯必以大雨濟之則欝欝葱葱其扶疎青翠爲何如耶譬之炎夏久旱禾苗將至枯槁必得甘霖霑足庶乎可救故用柴胡湯

之後必須用補水之劑以濟之方用濟生湯熟地黃一兩玄參五錢麥門冬五錢白芍藥一兩懷山藥五錢白茯苓三錢柴胡五分神麯炒一錢鮮竹茹一錢水煎服一劑而煩滿除再劑而寒熱止三劑而前症盡失也此方多是補水之味又生其胆木之源則胆汁不枯足以禦邪況加入白芍柴胡仍解其半表半裏之邪安得不收功之速乎倘疑傷寒之後不宜純用補腎之藥恐隔碍其邪氣不知少陽之症由太陽而來火燥水涸不但胆汁爲邪所逼半致熬乾而五臟六腑盡多炎爍是各經無不喜盼甘霖而所用補水之藥正合其宜何至有隔邪之慮哉

有人冬月傷寒頭痛几几下利太陽經之脉緊盛夫頭痛太陽之症也几几陽明之病也是二經合病無疑似乎宜解兩經之邪而已然而不可兩治之也正以其利下耳夫陽明胃土也今挾陽明胃中之水穀而下奔其勢欲驅邪而盡入於陰經若不專治陽明而急止其利則陽變爲陰其害有不可言者矣方用解合湯白茯苓一兩葛根三錢川桂枝一錢水煎服一劑而利止二劑而几几之頭痛頓愈蓋葛根乃太陽陽明同治之聖藥況加入桂枝原足以散太陽之邪而茯苓不獨分消水勢得桂枝之氣且能直趨於膀胱邪盡從小便而出小便利而大便自止

矣此不止利而正所以止利不瀉陽明而正所以瀉陽明兩解之巧又孰能巧於此者乎

有婦人冬月傷寒發熱至六七日晝則了了夜則讝語如見鬼狀按其腹則大痛欲絕而關脉甚濇人以爲熱入血室而不知非止熱入血室也其症因經水適來感寒而血結故成如瘧狀然而其未傷寒之前原有積滯未化血得寒則凝以積滯相結爲患以致發熱讝語見鬼論理則小柴胡湯爲正治然而小柴胡湯止能和解散熱於血室之中不能化積於血凝之内今擬兩消湯最神以治熱入血室兼能化積可同治之方也白芍藥酒

拌炒一兩牡丹皮一兩當歸五錢鱉甲醋煅七次五錢柴胡二錢黑山梔二錢山查炒二錢枳殼一錢桃仁一錢川芎二錢紅花二錢水煎服一劑而腹痛輕二劑而鬼去三劑而讝語止腹亦安然沓無寒熱之苦矣蓋方中既和其表裏而血室之熱自解妙在用鱉甲進攻於凝血之中以消其宿滯所謂直擣中堅而積氣何所存立以作祟乎服此藥實可作無鬼之論也

有人冬月傷寒六七日後頭疼目痛寒熱不已陽脉皆數帶弦惟陽明之脉爲甚人以爲少陽之傷寒而傳於陽明也誰知是太陽少陽陽明合病也然而不可合三陽經而統治之然則終治

何經而三陽之邪盡散乎夫邪之來者太陽也陽明也少陽也治法先須調和其胃氣胃氣無虧而陽明之邪自孤勢必太陽少陽之邪盡趨陽明以相援而我正可因其聚而亟使之散也譬如賊人散處四方自難擒勦必誘其蟻屯一處而後合圍受困可一舉而擒也方用破合湯生石羔二兩葛根三錢茯苓一兩紫胡二錢白芍藥五錢廣陳皮一錢生甘草一錢鮮竹葉一百片水煎服此方治陽明者十之七治太陽者十之一治少陽者十之二雖合三經同治其實仍專治陽明爲重故一劑而目痛止再劑而頭疼除三劑而寒熱解矣此方妙以無虧陽明胃

氣故能建功之速倘不清陽明而惟治太陽少陽兩經則陽明之邪盛勢必傷其胃氣以致變證多端而不可收拾矣

有人傷寒五六日吐瀉後又加大汗氣喘不得臥發厥六脉微細之極此因悞汗之故人以爲壞症之難治也夫大汗之後宜身熱自解矣今熱不退而見此惡候誠是壞症之不可治也今欲於不可之中而施可救之法亦庶幾於不宜汗之中而救其失汗乎蓋傷寒至吐瀉之後上下之邪必散而熱未解者此邪之在中焦也理宜和解當時用柴胡湯調治之自然熱退身凉而無如其悞汗之也治法必須大補其中氣使汗出亡陽仍歸於

腠裡之內少加柴胡以和解則轉敗爲功實有妙用也方用加味生脉散人參一兩麥門冬五錢北五味一錢當歸身五錢甘草炙一錢柴胡五分廣陳皮八分水煎服一劑而汗汲再劑而喘定可以臥矣三劑而厥亦不作然後減去柴胡加白术茯苓漸漸調理自無死法此救壞症之一法也或有見人參之多用未必不驚殊不知陽已盡亡非多加人參何以回陽於無何有之鄉尚恐人參回陽而不能回陰故又佐之當歸北味之助人參以汲失散之元神而有生脉之功麥冬甘草以清其腠裡之虛熱調和於肺肝之中使二經不相戰剋而陽回於陰之中陰

攝於陽之內聽柴胡陳皮之解紛實有水乳之合也何必以多用人參爲慮哉

有人傷寒汗吐後又加大下而身熱猶然如火發厥氣息奄奄欲絶陰陽之脉極微極弱人皆以爲壞症之不可救矣然亦有可救之法夫悞下必損脾胃之氣即救脾胃未必非生之之道也惟是邪猶未解補脾胃之氣未必不增風寒之勢必須救脾胃而又不助其邪始可耳方用加味四君子湯白朮炒焦一兩白茯苓八錢人參三錢赤石脂煅二錢甘草炙一錢柴胡五分南棗三枚水煎服一劑而瀉止厥定二劑而身熱解心思飲食矣

此時切戒不可遽與食物止可煎陳米湯少少與飲漸漸加入米粒煎濃調理而自安設或驟用飲食必變爲結胸等症斷難救死也夫同是壞症前條何以多加人參爲君而此條少用人參爲佐耶蓋大汗亡陽其勢甚急大下亡陰其勢少緩亡陽者陽易散也亡陰者陰少緩也亡陽者遍身之陽皆泄非多用人參不能挽回於頃刻亡陰者脾土之陰盡而後及於腎故少用人參而可救於須臾此方之妙以白术爲主而佐以人參同固其脾胃之氣茯苓爲臣者大固其膀胱以分消其水濕之邪柴胡甘草以調和於邪正之内使清氣上升而無下陷之虞加入

赤石脂以收溢其散亡之陰所以奏功若神此又救壞症之一法故謂四君子也

有人傷寒汗下後又加大吐氣逆飽悶胸中痞滿時時發厥昏暈欲死譫語如見鬼神且知生人出入寸關尺脉皆斷續此亦壞症之不可救者蓋傷寒汗下後不宜吐而悞吐之以成至危之症則當深思安吐之方舍轉氣之法又將何求乎方用轉氣救吐湯人參一兩白茯神五錢旋覆花一錢赭石煅末一錢沉香末五分急流水煎服一劑而氣逆轉矣另用安神湯人參三錢茯神三錢懷山藥三錢芡實三錢棗仁炒三錢麥門冬三錢白

芍藥炒五錢神麯炒五分柴胡五分廣陳皮五分水煎服一劑而身凉再劑而神魂寧靜漸漸調理前症盡愈也夫汗下之後而身熱未解者此邪在半表半裏而理宜和解乃不用和解而妄用吐藥邪隨氣湧升而不降則五臟反覆自然氣逆而不順矣氣既不順嘔吐何能遽止胸中無物而作虚痞虚滿之苦以致神不守舍故陰陽神鬼盡能見之也似乎先宜安神定魄之爲急而必先轉氣者何也蓋氣不轉則神欲回而不能回魄欲返而不能返故所以先轉其氣使氣順而神自歸矣况轉氣之中仍佐以定神之品安得不見効哉此又救壞症之一法也

有人傷寒身重目不見人自利不止脉皆短促似乎脱象此亦壞症之不可救者乃悞汗悞下之故耳一悞再悞本不可救而内有生機者以胃未經悞吐則胃氣宜未傷也急扶其胃氣以回陽助其胃氣以生陰未必非可救之法也方用加味異功散白术炒焦一兩白茯苓五錢人參三錢甘草炙一錢廣陳皮一錢懷山藥五錢黄芪蜜炙五錢芡實三錢白芍藥炒五錢砂仁三粒建蓮子炒三錢水煎服一劑而目能見人再劑而自利止三劑而身凉脉亦不短促矣再服前方漸漸調理而精神如前矣此方妙在助胃壯氣胃氣壯而五臟六腑俱有生氣矣夫陰陽

之衰易於相生陰陽之絶固難以相救第陰陽之道有一線之未絶者猶可再延此症雖壞而猶生氣是陰陽欲絶未絶之候故用白术參芪茯苓之品得以回春也倘陰陽已絶又安能續之乎

有人傷寒悞汗悞吐悞下而身熱未退六脉衰憊已極死症俱現入以爲必死之症也即法亦在不救但不忍其無罪而入於亡地也再傳一起死回生之法以備無可如何之地而爲追魂奪魄之方名爲追魂再造丹人參一两茯神五錢懷山藥八錢製附子五分甘草一錢生棗仁八錢鹿茸酥炙二錢紫河車乾者

五錢水煎服一劑而大便止者便有生機或汗止或吐止三者得一亦有生意蓋陰陽未絕得一相接則陰陽自能相生蓋惧汗惧吐惧下之症其陽與陰氣原未嘗自絕而亡之耳其陰陽之根實有在也故一得相引而生意勃發服之而大便止是腎陰之未絕也服之而上吐止是胃陽之未絕也服之而身汗止是五臟六腑之陽與陰俱未絕也倘三者杳無一應是陰陽已絕實無第二方可救矣或問此方純是回陽回陰之藥而絕不去顧邪者豈無邪之可散乎使身內無邪宜身熱之盡退矣何以又熱如故也嗟乎經汗吐下之後又有何邪其身熱之未退

者因陰陽之虛爲虛熱耳使早用補劑何至有變症之生耶故止須大補其陰陽生發其元氣使陽回於陰之內陰返於陽之中陰陽一回而諸證盡愈何必又去顧邪以速其死也

有人傷寒八九日腹痛下利便膿血喉中作痛心内時煩左尺脉芤而關脉數人以爲少陰之症也治法不可純治少陰然而本是少陰之症舍治少陰必生他變使治膿血而用桃花湯則心煩者不宜使治喉中作痛而用桔梗湯則腹痛者不宜然以爲二方不可全用而未嘗不可選用也方名脂草飲甘草三錢赤石脂煅二錢白芍藥酒炒三錢人參一錢茯苓三錢糯米一撮

水煎服一劑而腹痛除二劑而喉痛止三劑而便膿愈心煩亦安也蓋少陰之症乃脾氣之拂亂濁邪走於下焦故便膿血邪氣奔於上焦則喉痛心煩今用甘草白芍以和緩於陰中又得茯苓之甘淡以利膀胱則少陰之火不上炎而後以赤石脂固其腸胃而無滑脫之虞況有人參糯米之甘以益中氣之虛則清氣不下墜便膿自止各症俱痊耶

有人傷寒一二日即自汗出咽痛吐利交作左尺脉沉遲無力右尺脉亦遲人以爲太陰之病也而不知乃少陰腎寒之病而非太陰脾虚之症也蓋傷寒初起宜無汗而反汗出者無陽以固

其外故邪不出而汗先出耳此證實似太陰以太陰亦有汗自出之條但太陰之出汗因無陽而自泄少陰之出汗因陰虛而陽氣自越也腎陰既虛腎中之陽氣不能下達於膀胱而水穀之氣直趨大腸而爲利也腎氣既虛腎中之陽氣不能隨陰而走膀胱勢必從任督而上奔於胃脘咽喉矣方用溫腎湯熟地黄一兩白朮炒八錢人參三錢肉桂二錢水煎服一劑而汗止吐定再劑而瀉利除咽痛亦愈此症乃下部虛寒脾陰受困用參朮以回陽用肉桂以助命門之火則龍雷之火喜於溫煖得太陽之光自然相安於腎臟矣然肉桂未免辛熱恐助虛陽上

泛恐有升而不降之虞得熟地以相制水火有既濟之平也

有人傷寒五六日腹痛利不止厥逆無脉乾嘔而煩人以爲直中陰寒之急症而不知非也夫直中之病乃天氣寒冷一時得之身不熱而腹痛嘔吐發厥者爲真今身熱至五六日之後而見前症乃傳經少陰之症而非少陰直中之寒症也雖傳經之陰症可通治之以治直中之病而辨症不可不清也治法宜用參术白通湯製附子三錢乾薑八分人參三錢白术三錢葱白三根猪胆汁一匙童便一杯水煎冷服一劑而腹痛乾嘔止再劑而厥逆瀉利盡除脉亦微見矣此症本是陰寒之病何以加入

童便胆汁之多事然不知白通湯乃純是大熱之味投其所宜恐致相格而不得入正藉童便胆汁爲鄉導之物乃因其陰盛格陽用從治之法之爲得也蓋違其性則相背而順其性則相安然此等病往往脉伏而不現服白通湯而脉暴出者反非吉兆必緩緩而出者轉有生機治宜識之

有人傷寒四五日後腹痛小便不利手足沉重而痛或咳或嘔足太陰與少陰脉沉緊重按欲絶人以爲陰寒之症也宜用真武湯救之白术炒五錢茯苓五錢製附子二錢白芍藥酒炒三錢乾姜五分大棗三枚水煎服二劑而愈也然而不知其爲何病

今爲細言之四五日腹中作痛此陰寒入腹而犯少陰腎也然而小便自利則膀胱尚有腎之真火相通可以消寒邪而從小便中出今小便不利則膀胱内寒無腎火之氣矣火微何以能運動於四肢乎此手足之所以沉重而作痛也火氣既衰不能下通於膀胱引寒邪下走勢必上逆而爲咳爲嘔矣何以用真武湯而建功之捷其味乃補土之藥也土健而水不能泛濫作祟仲景製此方實有妙用於火中補土土熱而水亦温消陰攝陽其神功有不可思議者矣

有人傷寒四五日後手足逆冷惡寒身踡脉又不至復加躁擾不

寧人以爲少陰中之陽氣絕也而不知不止陽氣絕也陰亦將絕矣蓋惡寒身踡更加脉不至陽已去矣陽去而不加躁擾則陰猶未絕尚可回陽以攝之也今既躁擾不寧是基址已壞何以回陽乎雖然凡人有一息尚存當圖救援之術以人之陰陽未易遽絕也有一絲之陽氣未泯則陽可救有一絲之陰氣未泯則陰可援也陰陽有根原非後天有形之物實先天無形之炁也補先天之氣而後天之氣不期其續而自續矣方用參附湯救之人參三兩製附子三錢東南流水煎服往往有得生者雖此方不能盡人而救之然而既有此症寧使用此方而無濟

於生不可置此方而竟聽其死也况人參能回陽於無何有之鄉而附子又能奪神於將離未離之際使魂魄重歸陰陽再長原有奇功烏可先存必死之心豫蓄無生之氣哉

有人傷寒六七日傳經少陰息高而喘人以爲太陽之症未除而作喘而不知非也夫太陽之作喘與少陰之息高狀似相同而實殊太陽之喘氣息甚粗脉必緊盛乃邪氣勝也少陰之息高氣息緩漫而細小脉必微弱乃真氣虛而不足以息息若高而非高也故太陽之喘宜散邪爲先而少陰之息高宜補正爲主少陰爲腎臟之經腎氣本虛而後客邪傳之正氣不能下藏於

氣海之中乃上奔而欲散故息高而喘脉微而豺實至危之病也宜用兩儀湯加味治之人參一兩原熟地一兩麥門冬一兩山茱萸五錢懷山藥八錢破故紙炒三錢坎氣三條洗淨焙燥研末紫皮胡桃肉三枚水煎服一劑而息平再劑而喘定此方純用補氣填精之藥不去治息氣自歸源者氣得補而有所歸也蓋人但知氣之出於肺而不知氣之納於腎或問下寒則火必上越此等息高獨非腎氣之虛寒乎何以不用桂附引火歸源耶嗟乎腎氣奔騰實因腎火上沖所致然而不用桂附者實亦有說腎火必得腎水以相養不先補腎水而遽助腎火則火

無水濟而龍雷之火必反上升轉不能收息於無聲矣故所以先補水而不急補火也況破故紙亦是補火之味更能引氣而入於氣海何必用桂附之勇猛哉

有人傷寒頭痛遍身亦疼宜用麻黃湯以發汗矣柰其人元氣素虛脉亦無力而遲雖是太陽正治而不可輕用麻黃以汗之也人以爲用建中湯治之然而建中湯止能自守之計而不能出戰攻邪譬如賊盛圍城而城中又有奸細伏藏安能盡祛而出之此症是太陽傷营之病舍麻黃湯終非治法方用羌活一錢川芎一錢防風一錢桂枝一錢甘草五分麻黃五分人參五錢

茯苓三錢水煎服二劑而愈此方重用人參爲君足以助正麻黄羗防足以散邪庶攻補兼施正既不傷而邪又盡出也或謂既是麻黄湯之症不得已而加人參須少以之可乎誰識元氣大虚非用人參之多則不能勝任故以爲君倘不加人參於麻黄湯中則邪留於内而元氣必不能復以致僨事不起故所以用人參爲君而麻黄羗防轉作佐使正正奇奇兼而用之此用兵之妙而可通之於醫道也

有人傷寒吐下汗後虚煩脉微數八九日心下痞硬脇痛氣上冲咽喉眩冒經脉動惕者必成痿症人以爲太陽之壞症也然而

不止太陽之壞症也傷寒經汗吐下之後症現虛煩者虛之至也況脉又見微數非虛而何夫痿症責在陽明豈未成痿症之前反置陽明於不治乎治陽明之火宜用人參白虎湯矣然旣經汗吐下之後石羔峻利恐胃土之難受火未必退而土先受傷非善治之法也方用青蒿湯人參五錢青蒿五錢金釵石斛五錢製半夏一錢葛根一錢廣陳皮一錢淡竹葉一錢水煎連服二劑胃氣無傷而陽明之火自散諸證漸愈而痿症可免也蓋此病不獨陽明胃火沸騰而肝腎之火亦翕然而共起青蒿能去胃火而能散肝腎之火也一用而三得之然非多用人參

則青蒿之力微不能分治於臟腑尤妙在佐之半夏葛根散邪而不十分散氣更輔以金石斛以助人參之清胃散火之有力何慮痞硬之不去哉

有人傷寒讝語發潮熱以承氣湯下之不應脉反微濇者是裏虛也仲景張公爲難治不可更以承氣湯豈承氣湯固不可用乎夫既以承氣湯下之矣乃不大便是邪熱盛而爍乾津液故脉濇而弱也非裏虛表邪盛之明驗乎倘攻邪則邪未必去而正且益虛故爲難治當此之時不妨對病家人說此證實爲壞症之不治也今用藥以相救或可望其回生而不能信其必生也

方用人參大黃湯救之人參一兩生大黃三錢水煎服一劑得大便而氣不脫即生否者不能生矣苟去大便而氣不脫再用養榮湯以之漸漸調理而愈或問倘病家無力服參勢必不救雖然吾不忍其無參竟去而不治再傳一方以備無參者之相救方用全生再造丹原熟地一兩原生地一兩生首烏一兩天門冬五錢麥門冬五錢北沙參一兩牡丹皮三錢白芍藥五錢當歸三錢廣陳皮一錢水煎濃濾清再入飴糖三錢松子肉研爛五錢生白蜜三錢同藥化服一劑而大便通或再劑而去多有得生者此爲潤法最爲穩當此又爲畏大黃者之一法也倘

遇雜症中大便不通或老人燥結而難去者亦用此法甚妙

有人傷寒發熱而厥厥後復熱厥少熱多病當愈既厥之後熱不除者必便膿血厥多熱少寒多熱少病皆進也厥時脉皆沉伏熱來脉浮而弱夫厥少熱多邪漸輕而熱漸退也傷寒厥深熱亦深何以厥少而熱反深乎此蓋邪正相争或勝或負而作祟也先用和解之法以調之方名白芍當歸湯白芍藥五錢當歸五錢黄芩三錢甘草二錢柴胡一錢枳殼一錢水煎服一劑便膿血止妙在用歸芍以活血黄芩以凉血甘草柴胡以祛邪和解其熱非單藉枳殼之攻散耳至於厥多熱少寒多熱少無非

正氣之虛正虛則邪盛邪盛自易凌正而正不能敵邪安得而不病進乎又宜大補正氣而稍加祛邪之藥自然熱變多而厥變少而寒亦少也方用祛厥湯白朮炒五錢人參二錢當歸三錢甘草二錢柴胡五分製附子三分生薑一片水煎服一劑而轉熱矣二劑而厥定寒亦除矣再劑而全愈夫熱深而厥亦深似乎消其熱即消其厥也何以反助其熱乎不知此症非熱盛而厥乃熱衰而厥也熱衰者正氣之衰非邪氣之衰也今用參朮以助其正氣當歸甘草以和其血脉氣血一盛敢與邪戰而勝寒與厥盡除也方中加入附子者尤有妙義參朮之類未免

過於慈祥倘不用附子之猛則仁而不勇難成迅掃之功故加之以助柴胡之力則無經不達寒邪聞風而盡散所謂以大勇而濟其至仁也

有人傷寒四五日後下利手足逆冷無脉者人以爲厥陰之寒症也急灸之不温而脉亦不還反作微喘皆云死症而不必治也而吾以爲可治者正因其無脉耳夫人死而後無脉今氣未斷而無脉乃伏於中而不現非真無脉也安在不可救乎即用灸法欲其脉之現也灸之而脉不還宜氣絕矣乃氣不遽絕反現微喘之症此生之之機也蓋脉果然真絕又何能因灸而作微

喘者正其中有脉欲應其灸而無如內寒之極止藉星星之艾火何能驟達於諸經是微喘之現非脉欲出而不能遽出之明驗乎急用參附回陽湯救之人參一兩製附子三錢炮薑炭一錢水煎服一劑而陽氣回二劑手足温脉亦漸出三劑而下痢自止後用四君子湯加黃芪製附子薑棗煎服調理數劑而元氣盡復矣夫方中先用附子有斬關奪門之勇炮薑有暖胃散寒之能人參有回陽續陰之功然非多用參附炮薑則寒邪勢盛安能生之於無何有之鄉起之於幾微欲絕之際但遇此等之症必須信之深見之到用之勇任之大始克有濟若徒施灸

法而不用湯劑或用參附而不多加分兩皆無識而害之如財力不足亦不能救也

有人傷寒身熱一日即發譫語人以爲邪傳陽明也誰知其人素有胃火風入太陽而陽明之火即沸然不靜而發譫語診太陽脉浮數帶滑而陽明脉少浮止滑數夫治法若兼治陽明以瀉胃熱治亦無差然而太陽之邪正熾不專治太陽則衛之邪不能解若先退陽明之火而太陽之邪隨氣而傳入陽明反助其騰燒之禍也不若单除太陽之表邪兼清陽明之火方用平陽湯青蒿五錢天花粉二錢生甘草一錢麻黄五分桂枝三分淡

竹葉二錢水煎服一劑而身熱退讝語亦止矣此方少用桂枝與麻黃者以寒輕而熱重也用青蒿淡竹葉者青蒿退熱而又能散邪且又能入膀胱同竹葉而走陽明旣解膀胱之邪而又清胃中之火不特不引邪以入於陽明而兼散邪以出於陽明也方中又加天花粉者以讝語必帶痰氣其性善消膈中之痰而復無增熱之慮痰邪兩消又何讝語乎

有人傷寒身熱二日卽有如瘧之狀而關脉弦數人以爲證傳少陽也誰知其人少陽之間原有外邪一遇傷寒隨因之而並見乎世治此等之症以小柴胡湯投之亦能奏功然終非治法宜

當重治陽明而兼治少陽爲是蓋陽明之火邪未散雖見少陽之症其邪仍留陽明也邪留陽明身發寒熱而讝語發狂諸症未必不因之而起惟重治陽明則胃中之火解使邪不走少陽而少陽原存之邪孤立無黨何能復煽陽明之焰而少陽之邪亦解也法用麥門冬一兩玄參三錢茯苓三錢柴胡一錢製半夏一錢甘草一錢廣陳皮一錢石羔三錢水煎服一劑而身熱退二劑如瘧之症除此方妙在石羔湯與小柴胡湯加味合而用之石羔玄參以治陽明之火君主麥冬以滋肺金之燥蓋肺燥必取給於胃則胃土益加乾枯其火愈熾矣故君以麥冬使

肺金得潤不必有藉胃土則肺氣得養自能制木而少陽之邪何敢附和胃火以作祟乎況柴胡原足以舒少陽之氣而又能解表裏之邪而茯苓甘草陳皮半夏之類更能開痰順氣調和於陽明少陽之間邪無黨援安得而不破哉

有人傷寒身熱三日腹滿自利左關脉大而數人以爲陽傳於陰矣而孰知不然夫陰症腹滿自利而陽症未聞無之也臨症不辨其是陽非陰而槩用治太陰之法鮮有不死亡者矣然陰與陽何以辨之夫太陰之自利乃寒極而痛右關脉必緊盛少陽之自利乃熱極而痛左關脉必洪數痛同而脉症各異矣再者

以手按之痛甚者陽症也按之不痛者陰症也故治陽症之法仍須和解少陽之邪而不可悞治太陰也方用加減柴胡湯治之白芍藥五錢當歸三錢白茯神二錢黑山梔二錢甘草一錢廣陳皮一錢枳殼五分大黃五分水煎服一劑而腹滿除二劑而自利止矣此方和解之中仍帶微攻之意分消之内少兼清補之思所以火邪易散而正氣又不傷也故用之以治少陽腹滿自利之妙法耶

有人傷寒身熱四日畏寒不已右關脉沉遲而濡人以爲太陰轉少陰矣誰知仍是太陰也夫太陰脾土也少陰腎水也似不相

同然而脾土乃濕土也土中帶濕則土中原有水象故脾寒即水寒也今畏寒不已者肌肉之畏寒也肌肉者脾之屬也脾中有寒而肌膚亦因之而畏寒也治法不必治腎而專治脾脾土溫和而寒症自除也方用理中湯加味治之白术炒五錢人參三錢白茯苓三錢肉桂五分製附子五分生薑三片水煎服一劑而畏寒解身熱亦退矣夫方中用桂附似乎仍治少陰腎氣然而以參术爲君仍是治脾而非治腎也雖然脾腎原可同治參术之品雖治脾而亦能入腎況得桂附之性則無經不達安在獨留於脾乎再益之以茯苓生薑使其通利土中之水得一

劑而建功此方之所以神耳

有人傷寒身熱五日即發厥左關尺脉大而無力平素本元先虧而邪乘之人以爲寒邪已入厥陰也誰知是腎水乾涸不能潤肝之故乎夫發厥本是肝經之症邪未入肝經何以先爲發厥蓋肝血燥極必取給於腎水而腎水又枯肝來顧母而腎受凨邪子見母之讐自然有不共戴天之恨故不必邪入厥陰而先爲發厥母病而子亦病也治法無庸治肝但治腎而厥症自定母安而子亦安也方用加减六味湯熟地黄五錢麥門冬五錢山茱萸五錢懐山藥五錢玄參三錢雲茯苓四錢牡丹皮四錢

當歸三錢水煎服一劑而厥定再劑而身熱亦退矣此方純用補腎之味惟當歸滋肝之血也治腎而治肝在其中或問方中何不用白芍以治厥乎雖然白芍用之而可以治厥然肝經熱極用之實有奇功肝經燥極白芍未免酸收驟用之亦不甚効故所以不用白芍而用當歸以滋肝同熟地山茱以補腎也腎水一足肝氣有不利者乎得一劑而厥自除也

有人傷寒至八日而潮熱未已陽明脉大而數重按無力人以爲太陽而傳少陽矣誰知是邪在陽明欲出而未出乎夫陽明者爲多氣多血之府也氣血雖不甚衰而邪火亦不少痰在胃膈

原能自發潮熱不必假借少陽之經也治法正不須治少陽之邪而單解陽明之熱陽明一清而少陽雖有邪亦自散矣方用解胃湯麥門冬五錢青蒿五錢茯苓三錢黑玄參三錢甘草一錢白甘菊一錢鮮竹葉五十片水煎服一劑而胃熱清再劑而潮熱退脉亦不數而小矣此方息陽明之焰而又能解少陽之氣一方而兩治倘徒解少陽之氣而陽明愈熾矣倘徒息陽明之焰而少陽又燥矣故所以用青蒿麥冬玄參甘菊之類使其直入陽明而兼走少陽則邪去而潮熱自除也雖然方中單治陽明而少陽治法已包於中所以能收全功也

有入傷寒至九日而瀉利不已兩關脉弦而浮人以爲邪入太陰之症先陽而變乎陰也誰知是陽欲辭陰之病乎夫變陰以辭陰何以辨之變陰者陽傳入於陰也辭陰者陽傳出於陰也入於陰則自利出於陰而反自利乎不知陰陽不相接時多爲瀉利不已但入陰之自利其腹必痛出陰之自利其腹不痛也今至九日而瀉利不已其腹不痛者正離陰之自利也切戒不可用太陰止利之藥倘若用之而邪必轉入於陰變爲危證矣法宜仍治少陽而解其表裏之邪則瀉利自止而寒熱之邪亦散也方用小柴胡湯加減治之白茯苓五錢柴胡一錢黃芩一錢

白芍藥酒炒二錢廣陳皮一錢甘草一錢水煎服一劑即止利而寒熱頓解矣此方專解半表半裏之邪而又能分消水濕之氣從太陽膀胱而出邪既不入於陰而令其復走太陽之來路則取効獨捷也

有人傷寒至十日惡寒嘔吐脉得沉遲而虛人以爲再傳少陰矣誰知是邪不欲入少陰乎夫邪既不入少陰何以惡寒嘔吐不知傷寒傳經而入於太陰其中州之氣前經刻削則脾氣已虛脾氣既虛而脾必耗腎中之元陽而腎又曾經邪犯在腎亦自顧不遑毋貧而子不忍盜毋之財故邪入於脾而脾甘自受先

行惡寒嘔吐不待傳入少陰而始見此等證候也治法单治太陰而始脾土之有傳化治脾而不治腎則腎中之火衰不能生脾土土若不溫而惡寒終不愈矣寒既不除而嘔吐雖暫止而不能久止也方用脾腎兩溫湯白朮土炒五錢人參三錢巴戟天三錢芡實三錢懷山藥三錢肉桂一錢肉荳蔻麵褁煨一枚丁香三分砂仁末五分煨薑三片水煎服一劑而惡寒止二劑而嘔吐盡除也此方用白朮人參砂仁以健脾用巴戟天芡實山藥以補腎而又用肉桂丁香肉果煨薑以闢除寒氣腎火一旺土氣自生所謂毋富而子不貧毋溫而子不寒也

有人傷寒身熱十一日而熱反更甚發厥不寧一日而三四見少陰與太陰之脉沉細之極厥時脉伏不見人以爲邪傳厥陰之危症也誰知是邪不能傳肝乎邪在少陰未傳厥陰何以發厥而見熱症然而此厥乃似熱而非真熱也因内寒之甚逼陽外見而發厥故不待傳入厥陰之經而先發厥耳然見此等證候本是死症而用藥得宜未必至死屢有全生者仲景張公未嘗立方者非無方也以灸法神奇示人用艾火灸少陰者正教人不必治厥陰也雖然灸少陰者固易回春而陽藥又安在不可以起死而回生也方用回生湯救之人參三兩白术土炒二兩

肉桂三錢　麋茸酥炙，一兩　葱十根　生姜汁三大匙　水煎服。外用艾火仍灸關元、氣海，復令其陽回於内，而寒祛於外，則身熱自退，而厥亦除也。此方重用參术以救脾腎之困，用肉桂、麋茸以速回陽氣之轉，更佐之薑、葱之性，即能宣發於外。外若不用艾火，而邪伏於腎脾之中，而不得自出。此爲内外兩治之巧法也。

有人傷寒身熱十二日，而熱仍不退，不見發厥，但其脉伏，人以爲傷寒至厥陰，不發厥而病將退矣，誰知傷寒虚極，欲厥而不可得乎。夫熱深則厥亦深，不厥似乎熱之不深矣，然而熱深而發厥者，元氣足以鼓之也；熱深而不能發厥者，元氣不足以充之也傳經至十二日病已入肝而厥不應者非熱之不深乃元氣之困甚也烏可因不厥而即疑其厥陰之不熱乎治法補其肝氣而輔之以解熱之品則厥陰不燥而木氣大舒邪不能留非惟熱解而見厥抑亦散邪而消厥也方用加减逍遙飲治之白芍藥五錢當歸五錢茯苓二錢牡丹皮三錢生地黄三錢荆芥炒黑一錢天花粉二錢人參一錢黑山梔一錢甘草五分水煎服一劑而厥乃發再劑而厥反定脉亦不伏矣此方補肝涼血以治傳經之傷寒世無其胆亦不敢治治無識見亦不敢辨論其是肝燥是内熱是因虚是厥伏也然非滋其肝中之血則熱

者何能外見乎今所以補其虚清其熱而隨發厥乘其厥而散之則厥疾可瘳也

有人傷寒至十二日之後忽然發厥脉多不見發去如死人一様但心中火熱其四肢如氷有延至三四日而身體不腐者人以爲尸厥也誰知是邪火犯心包絡堅閉其氣以守護其心乎夫傷寒傳遍六經未有傳心者也一至傳心無有不死者然而邪得以傳心者亦因包絡之虚力不能障心使邪之竟入也若包絡素無虧損邪雖直搗心宫而膻中膈膜足以相拒然而三陰三陽俱爲邪之所傳各各損傷包絡之臣出死力以禦賊號召

軍中絕無一應惟有堅閉營門甘與諸臣同守至於各臟腑見主帥號令不能宣揚於外自然有敗陣之象所以手足肢體先冷如死灰也此時設有斬圍奪門之將掃蕩羣妖救危亡之候自然賊兵解圍而去矣治法宜先助包絡之氣而加之祛邪之味可返死而回生也方用救心丹人參一兩白芍藥一兩雲茯苓五錢川黃連三錢製半夏三錢鮮石菖蒲二錢製附子一片水煎八分以筆管通於病人喉中另使親人含藥送下無不受者一劑而人之氣甦再劑而心中之大熱自解則四肢手足盡温矣夫厥症多熱四肢之冷如氷者正心中之熱如火也熱極

反爲寒顫顫極而人死其實人雖死而心尚未死此方用人參以固其生氣黃連清其心包之火邪加附子爲先鋒石菖蒲爲向導引人參黃連突圍而共入於心宮又得白芍茯苓半夏平肝以治厥又能分利濕熱之氣而共消其痰則聲援勢盛攻邪尤易也或疑用黃連以清熱是矣何必助之以人參之多孰知六經傳遍以攻心則臟腑皆虛多用黃連而不君之人參則勇而無謀必至斬殺過甚反傷元氣不幾虛用奇兵哉

有婦人小產之後患傷寒發熱口渴虛煩不寐遍身疼痛飲食不思大便秘結至四十五日不解六脉極細極微似有似無氣息

奄奄死症悉現人以爲傷寒六經傳遍之死症也而吾以爲治之得法未必就死何也夫小產之後氣血未有不虛邪見榮衛之氣衰乘虛入於氣血之中以致寒變爲熱燔爍其津液乾涸其腸胃以致穀食失潤下之力日數甚多而不大便其飲食雖不食而元氣尚未走泄此生機之明驗矣治法宜用生脉散以救之人參一錢麥門冬二錢北五味一錢重湯頓服先濟其津液之涸晚用大劑加味六味湯以滋其腸胃之枯原熟地一兩肉蓯蓉五錢山茱萸五錢懷山藥五錢麥門冬五錢丹皮四錢茯苓四錢澤瀉二錢炒棗仁三錢當歸身四錢松子肉四錢生

白蜜四錢水煎冲化一碗以資其渴飲一劑而腹反痛少頃而宿垢大下矣解後即進生脉散以之接力勿令其氣脱再劑又去宿垢而熟睡身熱退口亦不渴而思飲食也再後早進歸脾湯晚服六味地黄湯漸漸調理三十餘劑而元氣復舊也或問前症用人參之多用而收功蓋此症止用人參以須微而奏捷何也然不知婦人孕子之時惟藉腎水蔭胎水源不足而火易熾則腎水易乾胎即所以墮也墮胎之際焉有不傷其榮血也榮血一虧復遇外邪相煽而虚火勢盛似難以止遏也然治者獨不思真陰既損以致内熱彌盛若不大補其腎陰何能生水

以制火乎又有人疑爲傷寒不宜峻補恐碍其邪氣以致悮治故重以養陰之地黄而不在助陽之人參耶

中寒論

中寒者四肢渾身冷極乃直中天地陰寒肅殺之氣或夜卧陰寒之處或口食寒冷之物或涉水受寒或曉行夜露或腹肌而冒雨雪寒中太陰則中脘腹滿而痛週身畏寒兩足如冰或吐瀉嘔噦此中脾經也寒中少陰則週身畏寒四肢厥冷腰腎臍腹疼痛或吐瀉不止此中腎經也寒中厥陰則小腹疼痛口吐涎沫四肢厥冷或舌捲囊縮吐瀉不止脇肋俱痛此中肝經之證爲三陰之分別也蓋究其端實尤命門氣衰脾土先受然脾喜溫而惡寒喜燥而惡濕今遇寒濕之氣犯於陰之部位使三

陰受困滯而不行升於上則吐滯於下則利吐利不行而邪由在經故作腹痛也然亦有內傷外感之別須分南北而治是以東南二方其地溫和外中者少內因者多西北二方其地寒冷內因者少外中者多然雖如此未可一概而論當明其是內因是外感兼以脉息中求之其脉微細緊濇而沉伏者此即中寒之症速宜溫之不比傷寒之邪循經傳裏之緩也

中寒辨案

有人遇嚴寒之時忽感陰冷直入於腑手足身體皆冷面目色青口嘔清水腹鳴胸脇逆滿體寒發顫腹中覺有涼氣一裹直冲

而上猝不知人脉沉而伏此寒氣直中乎腑也夫中寒之病以傷寒之症大相懸絶蓋傷寒之寒由表而入裏中寒之寒由腑而入臟雖入腑入臟同是感寒之症似宜分别大凡陰寒之中人必乘三焦之寒而先入温三焦之氣而六腑之寒可盡散也然而三焦之所以寒者又由於胃氣之虚也徒温三焦之氣而不急補其陽明之衰則中氣虚而不接續烏能回陽於頃刻乎方用回陽救腑湯巴戟天五錢人參三錢肉桂二錢製附子一錢水煎服此方用人參以扶胃氣附子肉桂用以回陽亦不必更借巴戟天之爲君矣不知巴戟天補心腎之火心腎之火旺

而三焦之火更旺矣且巴戟天又生胃氣而回陽尤能統人參附桂同心之將而掃蕩祛除寓剿於撫之中也所以一劑而奏功也

有人嚴冬之時忽感陰寒唇青身冷手足筋脉攣急上吐下瀉心痛腹疼囊縮甲青腰不能俯仰六脉皆伏此陰寒中臟之病也夫中臟重於中腑寒氣入於臟似宜分臟而治然而不必分也但直溫其命門之火則諸臟之寒可以盡散蓋命門爲十二經之主主不寒則心君必有威權之盛主不寒則肝木必不爲遊魂之變主不寒則肺金必不爲魄散之升主不寒則脾土必不

爲崩陷之阨惟命門既寒而陽氣爲陰邪所逼越出於腎則五臟之神不能獨安各隨陽而俱遁矣然則命門雖爲五臟之主而五臟已被寒邪所犯其資空虛大兵到處掃蕩羣妖苟無粮草何以供命此命門宜温而五臟之氣亦不可不補也方用回陽蕩陰湯白朮炒五錢人參三錢製附子二錢茯神二錢熟地黄三錢山茱萸二錢肉桂一錢生薑三片水煎服一劑而陽回再劑而脉見三劑而病痊何神速乃爾蓋方中以白朮爲君人參爲臣者似乎止救心脾二經雖附子肉桂與熟地山茱同用腎肝亦在所救之中而肺金竟置之度外而不治耶不知五臟

中寒

爲寒邪所犯大約犯腎之後即便犯肝犯脾而後犯心也犯肺者無多也故專顧腎肝與心脾而肺金未嘗不在其内况人參同附子並用無經不達又寧有肺金之不入者乎此用藥之不雜實有秘義也且腎中水火原不相離用桂附大熱之藥以回陽未免腎中乾燥以其回陽之後又補腎水以濟陽何如於用火之時而先爲防微之爲得哉今所以佐之地黄茱萸於桂附之中以制火之横且火得水而歸源水招火而入宅故能奏既濟之勲而無亢炎之失也

有人冬月嚴寒感陰冷之氣吐瀉交作身體發熱左尺脉沉緊按

之似無人以爲傷寒傳經之症也然而雖是傷寒實有分別此乃直中少陰之邪而非傳經少陰之症也夫直中陰經原無身熱之證茲何以身熱耶然不知正陽以邪陰争戰乃邪旺而不肯散以致虚陽外走故反身熱也若傳經少陰之症必至數日後始行吐瀉未有初感第一日即身熱而上吐下瀉者非傷寒之傳經者明矣然直中者而陰寒直入於裏傳經者寒邪由表而入裏本是懸殊治之差訛危亡立見不可不辨也治法用參附茯苓湯以救之人參五錢茯苓五錢製附子三錢水煎服一劑而吐瀉止身熱亦退何其効驗之速乎不知此症原因陽氣

之弱不勝陰邪之盛故爾發熱今助其陽氣則陽旺而陰邪自衰況又佐附子之勇猛突圍破敵則陽威之勢盛自然轉敗而爲功矣且益之茯苓之滲濕分消其濕氣則中土得安而上下之間無非陽氣之升降陰邪又安能猖厥哉

有人直中陰寒腎經獨受身顫手戰兩尺脉緊濇而弱人以爲寒邪入於少陰也誰知命門之火亦衰不能外拒夫陰寒乎蓋命門爲十二官之主宰皆藉此火以生火旺則能運用於一身而手之自温火衰則氣不能通達於三焦而一身皆冷故真陽之火旺雖有外寒之邪可以相拒而不敢犯惟火衰之極而陰寒

内逼直入腎宮命門畏寒太盛勢必身顫難以主持也手戰者難以衛外也治法亟温補其命門之火足以勝外來之邪不致有侵犯心宮也方用拒陰湯肉桂三錢白术炒三錢製附子二錢丁香一錢破故帋一錢五分水煎服一劑而寒祛身顫手戰皆定也此方盡是陽藥而治陰症自是相宜然而至急之症何以藥止一劑而成功至神者因火欲外越一助火而火即回宮火因翦而逃自必見強而返火既歸矣勢必命門之陽大旺毋論足以祛寒而陰邪亦望火而遁也所謂藥用當而通神此確語也

有人少陰腎經中寒小腹作痛兩足厥冷人迎與督脉遲而且濇人以爲寒邪直犯於腎也誰知入腎而兼入於小腸之腑乎夫邪既入腎乃入臟也臟重於腑何必辨其邪入於小腸乎然而辨症不清用藥必然寡効雖腎開竅於二陰又曰腎主大小便腎寒則小腸亦寒治腎則小腸亦愈而終不知小腸之以腎同感寒邪也蓋寒客於小腸則腹痛而脉不利脉既不利安得兩足之不厥逆乎治法不必治小腸而仍須治腎治腎者温腎也温腎即所以温小腸矣方用散寒止逆湯炒白术三錢製附子二錢吳茱萸一錢車前子一錢水煎服一劑而腹痛除再劑而

厥冷止矣此方用附子以祛寒用吳茰以通氣白朮車前以利腰臍而消其濕滯雖治小腸而實温腎宫也腎氣既温而小腸之氣化自行又烏有不通之病乎故不必止痛而痛除不必治厥而厥自定也

有人猝中陰寒身不能動足少陰與命門之脉極微而遲稍按不見人以爲寒中於脾也誰知仍是寒中於腎乎夫中寒而致手足之不能動已是危症況一身全不能動乎蓋手足冷而不能動猶是四圍之病身僵而不能動實乃中州之患也凡人一身之中全藉元陽之真火統運於四肢百骸人非此火不能有生

中寒

若腎中之真火盛而脾土運用於無窮腎中之真火衰而脾土難轉輸於不息故腎寒而脾亦寒脾寒而週身即不能運動耳所以治法不可徒治脾而必須治腎尤不可就治腎而必須溫命門之火也方用桂附溫腎湯白朮炒五錢乾熟地黃炒鬆四錢製附子二錢肉桂二錢當歸二錢乾薑一錢水煎服一劑而身可動再劑而寒邪盡祛矣此方用白朮當歸以利腰臍而運氣血於週身益之於桂附乾薑之猛直搗中堅以迅掃其寒邪則腎中命門之火勃發於三焦而身體自能運動矣第過用純陽之品未免偏於太過之慮故益之熟地以佐之始使陰陽得

其和平之美而水火自有既濟之功也

有人猝中陰寒之氣兩脇痛極至不可忍如欲破裂者診其足少陰與厥陰之脉沉緊人以爲寒邪犯於肝也誰知不止犯肝而寒邪更犯於腎乎夫脇乃肝之部位腎乃水之屬也腎既受邪何無腎之形而病獨在肝乎其過何也而究其所以然者其肝經素有虧缺一時外邪之侵而乘其不勝伏藏於腎子之家而不敢復出故痛於兩脇也治法先以火熨其外使寒者少濟其一時之疼也方用祛寒舒脇湯救之熟地黄炒五錢人參三錢當歸三錢肉桂二錢製附子二錢柴胡五分甘草炙五分水煎

八分熱服一劑而痛定再劑而陰寒之邪盡散三劑而全愈矣人見用參附以回陽未必相疑用熟地以滋陰不能無疑也嗟乎腎爲母肝爲子肝氣既虛全藉腎氣以相救故用之而無疑矣肝氣一怯非上走於心必下走於腎矣走於上則引邪而干犯心君必有神離内亂之禍走於下則引邪而直侵於腎宫必有驅陽外散之危故用人參當歸以補心使心之氣壯不畏寒之犯用熟地附子以補腎使腎之陽旺不畏邪之侵而肝氣贍顧於子母之間兩無足慮自然并力以禦寒矣況益之以甘草柴胡之品原能散邪更能舒肝中之滯肝氣一和則脇痛自解

也倘用此藥而全無一效者是心腎兩絶雖肝氣獨存何能挽其生也

痙症論

丹溪曰痙屬太陰濕土痙與癇相似但比癇爲甚耳其狀堅強而勁直頸項牽急而背反張也其證有陰陽剛柔之分剛痙者中風發熱重感於寒而得之熱因寒鬱則愈甚熱兼燥化而無汗血氣不得宣通於大小筋而肢體強直似中風故曰剛痙屬於陽也柔痙者太陽發熱重感於濕而得之經云濕熱不攘大筋輭短小筋弛長輭短爲拘弛長爲痿小筋得濕則痿軟而無力大筋受熱則拘攣而強直其搖頭發熱頸項強急腰背反張瘛瘲口噤汗出故曰柔痙屬於陰也經又云諸痙項強皆屬於

濕即柔痙之謂也然其證有外感有內傷不可不辨外感者風寒熱濕之所爲也內傷者氣虛不能實其腠裡血虛不能養其經絡致使外邪乘虛所腠入於陽經無汗爲剛痙入於陰經有汗爲柔痙也治法宜固其正氣清其痰涎去其濕熱解其風寒使其氣盛血榮而邪自退也切不可專用風藥而用耗氣耗血之品以致正氣空虛邪氣愈勝而爲虛虛之禍也雖有外邪所用風藥不過所使而已今人且不知痙病爲何病動手就錯欲其分別表裏從何而起補瀉從何合宜不可得矣

痙症辨案

有人感濕熱之氣忽又傷風口噤不能言項背不利手足攣急角弓反張脉沉而伏人以爲太陽之傷寒也誰知是太陽之痙病乎夫痙病亦有三陽三陰之殊亦能傳經與傷寒之症無異但傷寒単傷於寒而漸變然痙病則合風寒濕熱而推移似乎治傷寒可単治寒變而無難痙病宜兼治邪合而不易也誰知邪之所搸其氣必虛一邪相犯已是正氣之虧況三邪之同犯乎補正以祛邪治痙無難速愈或謂一邪相犯尚須祛邪爲先三邪並犯則邪氣彌漫非用祛邪之藥安能濟哉不知一邪之犯其力專衆邪之犯其勢散力專者宜攻勢散者可補於補之中

而行其攻之法何不濟之有無如其症同於傷寒不可驟用補法所以殺人而無知也苟知可補之法分症以治之實易易耳如此症見太陽之徵不可徑治太陽之邪宜補太陽之正氣若太陽之正氣旺而風濕熱之邪不必攻而自散矣方用五苓散加減治之白朮五錢白茯苓一兩澤瀉二錢猪苓一錢川羌活五分桂枝三分水煎服一劑而角弓反張之症定二劑而口不噤手足不攣急也三劑諸症盡除矣五苓散專利膀胱之水三邪之中至難去者濕耳先利其濕則火隨水泄於膀胱而風邪無黨安能興波起浪況又使之於羌活桂枝以祛風則風自易

解然五苓散亦非単利濕之藥其白术茯苓原能健脾助胃令多加為君則補重而利輕所以能建功之速倘少少用之則攻多於補反無益矣前方加薏苡仁五錢更効

有人感濕熱之氣又感風邪頸項強直一目或左右視手足搐搦脉弦而細人以為少陽之傷寒也誰知是少陽之痙病乎夫少陽居於半表半裏之間其勢将欲入肝也而尚留於陽明故三邪同感目所以左右視亦現證於二者之間耳手足搐搦者風性動而濕性静兩相違背風欲動而濕挽之濕欲静而風摇之熱邪又從中沖擊此搐搦之所以起也搐搦不已又風引而上

行於頸項不利而濕氣留之遂至強直不揺矣治法必須和少陽之正氣少用散邪之品易於解紛也方用小柴胡湯加減治之柴胡二錢白芍藥五錢當歸三錢茯苓五錢黃芩一錢甘草一錢水煎服一劑病減再劑病全愈小柴胡湯和少陽之聖藥也今又加入當歸白芍藥以補其肝中之氣使肝旺而邪不敢遁於肝加茯苓以健脾胃而利濕引熱邪共入於膀胱此又法之至神者也又方用龍車散柴胡一錢甘草一錢白芍藥五錢白茯苓五錢車前子二錢龍胆草一錢白甘菊花一錢水煎服亦神効

有人感濕熱之氣復感風邪手足牽引肉瞤胸脹低頭視下肘膝相搆陽明之脉沉數人以爲傷寒之傳於陽明也誰知是陽明之痙症乎夫陽明胃土也風入於胃必變爲熱况原感熱氣則熱以濟熱宜至發汗亡陽何肉瞤胸脹而不發狂手足牽引而不出汗反低頭視下無登高而呼之症肘膝相搆無棄衣而走之疴正以濕邪混之也蓋陽明之火最惡者燥耳今濕氣在胃雖侮胃中之土亦益胃中之燥卽發汗而不至有亡陽發狂之禍也若妄用風藥以散其表必至汗出而不可止手足牽引之難除也仲景夫子曾用大承氣湯以下其邪然而脾胃之氣旺

者尚不致損傷若脾胃虛弱下之亡陰恐有意外之虞也然則風濕熱既同入於胃中則治法不可不治胃而又不可傷胃也方用救胃除邪湯玄參五錢茯苓五錢桃仁一錢葛根一錢人參一錢麥門冬五錢蘆根五錢水煎服一劑病減二劑全愈方中資胃土之陰而不損其胃中之氣玄參蘆根清其熱葛根祛其風茯苓利其濕則胃中之邪皆去而又得人參以助胃氣得麥冬以生肺源則桃仁不亦可以已乎不知桃仁最動之味三邪併入於胃中而補藥多於攻藥則邪得補而反流連不去加入桃仁性急之物補既不滯而攻不緩始能相濟以有成也

有人感濕熱之氣復感風邪發熱腹痛肌肉顫動四肢堅急脾胃脉伏人以爲太陰之傷寒也誰知是太陰之痙症乎太陰者脾經也脾土者濕土也濕土何堪濕邪之侵犯乎濕入於脾最難分消濕邪去而濕之根尚在一再感濕仍如前濕之病矣况加熱以發其炎蒸加風以生其波浪自然中州反亂而四境騷然堅急之勢顫動之形悉見於外也倘用安土之品則土旺而水無泛濫之虞水乾而土無鬱勃之氣風熱之邪即欲作祟而平成既奏矣無如世人動輒攻伐轉耗其氣血無陰以灌注於五臟六腑胸腹手足何所資以爲養哉勢必堅急顫動有亡身之

禍而不知爲誤治矣方用安土散邪湯白术炒五錢白茯苓一兩車前子三錢薏苡仁一兩赤小荳二錢通草一錢柴胡一錢金釵石斛五錢水煎服此方以利水之藥爲君仍是健脾之藥蓋土旺自能制水况又有利水者乎此症原是濕邪之難治單去攻濕而風與熱邪自易吹散所謂攻邪必攻其堅也譬如大敵在前滿山遍野俱是賊黨倘止從偏旁掠陣則賊且全營俱來死鬬反至敗衄不若竟攻中堅突圍直入擣擒巨魁則餘氣不戰而自遁痙病之重治濕邪亦正此意可借敵而作鑒也又方用增土定濕湯白术炒五錢芡實五錢赤茯苓一兩薏苡仁

一两柴胡一錢知母一錢甘草一錢天花粉一錢神麴炒二錢

水煎服亦効

有人感濕熱又且感風遂成痼瘛身踡足彎不能俛仰左尺脉弦甚人以爲少陰之傷寒也誰知是少陰之痙病乎夫少陰者足少陰腎也腎宜熱不宜寒宜濕不宜燥何以痙病有濕有熱反成痼瘛踡彎不能俛仰之症耶不知腎最惡風而喜熱者喜真火之生非喜邪火之尅也喜真水之養非喜邪水之傷也蓋邪火助燥而生災邪水助濕以作祟既有二邪入於腎中又益之以風安能無痼瘛踡彎俛仰不能之苦哉然則治法仍須濕盛

利濕爲重熱勝清熱爲先少佐以祛風之爲得也方用助腎辟邪丹白茯苓一兩薏苡仁五錢防己一錢豨薟草一錢黑料荳皮五錢玄參三錢水煎服如熱重加牡丹皮三錢地骨皮三錢

此方用防己以治腎中之邪同豨薟草以治風用薏苡仁以去下焦之濕同茯苓以利膀胱用玄參以清浮遊之炎同料荳皮以退腎熱是風濕熱三者均治何病之不可去哉夫腎宜補而不宜瀉今去風去濕去熱得非瀉腎之藥乎然而薏苡仁茯苓雖利濕而不損其陰防己豨薟雖去風而不傷其氣玄參黑荳皮雖去火而不滅其光非瀉腎而仍是補腎若单瀉而不補則

誤矣又方用散痙湯亦妙防已一錢白朮炒五錢霍山石斛五錢澤瀉二錢豨薟草二錢荊芥炒黑一錢薏苡仁五錢黑玄參三錢水煎服二劑全愈

有人感濕熱又感風邪厥逆下利舌卷囊縮背曲肩垂項似拔腰似折手足俱冷其腹脹大肝脉弦甚人以為厥陰之傷寒也誰知是厥陰之痙症乎夫風濕熱三合而成痙邪傳入厥陰乃入肝木之經也其勢更急世人誤發其汗必致動濕汗發過多陰血被傷陰血既虧肝木無所養必用外水之資外水者邪水也非肝中之真血也邪濕動而邪熱邪風乘虛入肝合而作祟以

成亡陽之險症也救法又不可拘於散邪仍須補正惟救其亡陽之亟耳雖然陽之所以亡者終由於陰虛不能攝陽之故故補陽必須補陰而補厥陰之陰仍從少陰腎經以補之也方用回陰攝陽湯巴戟天五錢雲茯苓一兩懷山藥五錢防風五分炒黑梔子一錢白芍藥五錢當歸三錢白术炒焦三錢甘草一錢水煎服此方補肝經之血而佐之去濕去火去風之味自是正治之法而又補腎中之火益之巴戟天何居正補少陰之謂也第厥陰之木非少陰之水不生何必補腎中之火詎知汗多亡陽陽氣盡從外泄腎中已無真火單用寒涼以祛熱則脾胃

不勝其寒而反有意外之變矣然巴戟天溫腎不至大熱腎溫而陽回肝潤而陰足陰陽和順之正氣元本既固風熱與濕之邪不必攻而自破況原有攻之微意乎用白朮甘草以調和肝脾二經有生陰生陽之妙此益多無損之治法何患乎厥痙之難瘳哉

有小兒頭搖手動眼目上視身體發顫或吐而不瀉或瀉而不吐其脉或弦或伏人以爲驚風之抽掣也誰知是風熱濕三者合病以成痙乎小兒純陽原不宜虛然而多食瓜果之濕留於胃中濕久則變熱熱極則生風此風起於內而不來於外也人見

小兒頭搖手勁眼目上視似乎驚象毋論其虛實投以抱龍丸不効改用牛黃丸又不効乃用金石腦麝香竄之藥以開其竅而鎮其驚無不立亡嗟嗟驚風兩字自創立以來殺小兒者不止其數並無有一醫闢其非者南昌喻嘉言頗知其失大聲告識無如傳世既久一時不可轉移且嘉言有論無方世亦不識治法既有其論不可無其方以救人也小兒之易於成痙者因其骨脆皮薄不耐風邪故邪一入腠裏便入臟腑況其飲食喜寒而不喜熱以致損傷脾胃而成吐瀉之症上吐下瀉則陰陽兩虧平日所受之濕盡行越出濕去而熱留臟腑之中無陰相

養遂變成風象以惑人人亦卽爲其所惑但治風而不治正所以十人九死也按古書無驚風之名惟曰陰陽癎所謂急慢驚風者後世名之耳其病有陰陽之辨陽主動而速陰主靜而緩陽病者忽然角弓反張眼目上視涎潮搐搦身體與口中之氣皆熱及其發定輕則就蘇卽了了如故俗謂之急驚風也陰病者似搐而不甚搐似睡而非睡精神恍惚四肢與口中之氣皆冷睡則露睛或胃痛而啼哭如鴉聲此名瘛瘲俗謂之慢驚風也凡見此等之症從時俗爲驚風然立方宜隨痙症以濟困所謂名從而藥異也治法先補其脾胃而止其吐瀉則疾可痊也

方用救兒回生湯人參一錢五分白术炒焦一錢五分白茯苓一錢五分砂仁研二粒炮薑炭三分炒山查五粒蘿蔔子炒三分車前子五分厚朴炒三分神麯炒三分半夏製三分水煎服此方以十歲爲準五歲者减半一劑即吐瀉止二劑則抽掣定三劑全愈此方補中有利調和於脾胃之中則陰陽有既濟之歡自然無變動之害矣或曰補之是矣少加去風散熱之藥未爲不可夫熱當夏令或可少加黄連數分以解其暑若值冬令更當增入辛熱之品蓋小兒吐瀉之後熱必變寒況加時令之嚴寒乎斷不可用寒凉也至於風藥毋論四時俱不可亂增萬

不得已少加柴胡二三分可也又方用六君子隨症加減最妙人參一錢白朮炒焦一錢雲茯苓一錢製半夏三分炙甘草三分廣陳皮五分川黃連三分神麯炒五分麥芽炒五分防風二分水煎服三劑全愈如肝熱加柴胡三分白芍藥一錢心熱加麥門冬一錢牡丹皮八分燈心三分肺熱加黑山梔四分麥門冬一錢北沙參一錢脾胃熱加川石斛二錢蘆根三錢腎熱加生地黃二錢澤瀉六分驚搐加鈎藤鈎八分茯神一錢犀角尖鎊八分痰多加陳胆星四分鮮竹瀝三匙薑汁一滴最妙開痰壯胆之聖藥也

有小兒吐瀉之後口噤不出聲手脚攣急足太陰陽明之脉沉伏人以爲驚風之搐搦也誰知是脾胃虛寒之痙病乎小兒純陽之體先天腎氣原是完固無如後天之斲喪也人生後天以脾胃爲主小兒喜餐生冷傷其後天而先天亦損自然變症紛紜吐瀉之後無津液以潤腸胃更有何氣以運動四肢乎此手足攣急搐搦之所以現也脾胃虧損肝木必來相侮脾胃又苦無津液以供給肝木之取資則肝木大燥燥極生火火極生風又其常也肺金見肝木之尅脾胃也欲出其清肅之令制肝以報土母之仇無柰脾胃爲肝所傷則土弱而金不能強力難制肝

反爲肝之所凌而肺金畏肝中之風火惟恐逼乾肺氣自顧不遑何能救母故不敢出聲也然則治法可不急治肝以救脾胃之虧乎方用活兒益土湯白芍藥炒二錢茯苓三錢人參一錢白术炒二錢黑梔子五分麥芽炒五分枳殼三分製半夏五分甘草三分神麯炒五分鉤藤鉤一錢水煎服一劑攣急搐搦之症止二劑口噤之聲出三劑全愈此方平肝之氣以扶其脾胃之土脾胃之氣生而肺氣自旺足以制肝何風火之不息哉或謂肺弱不能制肝自宜補肺不知用補肺之藥必用潤劑不又助脾胃之濕乎痙病最苦濕也故方中用茯苓爲君正去其濕

而反可用濕乎故不若平肝以安肺不可潤肺以增濕之害土耳又方用加味四君子湯亦効人參一錢茯苓三錢白术炒焦二錢甘草三分白芍藥炒二錢柴胡三分神麯炒五分鈎藤鈎一錢水煎服如脉沉遲可加肉桂二分生薑二分最神

有小兒偶感風邪發熱身顫手指反張脉極沉緩而細呼吸脉得三至人以爲驚風之角弓反張也誰知是痙病之寒濕乎小兒氣血未旺不耐風寒壯熱故一時昏沈非因風而動驚也故治小兒之傷寒斷不可與大人一例同治又不可動用風藥以祛風而表散蓋因虚而入風但治其虚則風自外出況止犯寒而

不犯風况其脉又極沉遲原是無風之明驗也何可祛風哉倘輕施祛風之藥則風門大開内既無風可散勢必損傷正氣致營衛無所蔽而腠理不密且勾引外風深入内藏遂成不可救之症矣治法補其正氣而少加散邪之味寒既易解臟腑不傷手到便可奏功也方用護子湯人參一錢茯苓三錢焦白术二錢柴胡四分桂枝二分煨薑三分水煎服一劑驚定不必再劑亦何方法之神乎蓋小兒初傷風寒必先從太陽而入今用桂枝柴胡兩解其太陽少陽之邪則邪不敢遁入於陽明况有人參以固其脾胃之氣則邪尤不敢傳入中宫更加白术之燥土

以利腰臍又益之茯苓以通太陽膀胱之氣則濕邪自易祛除也既無濕邪之侵而柴胡以舒肝而解邪桂枝煨薑以煖胃而散中州之寒氣正有利益又何痙病之難治哉無如世人不知此等治法妄捏驚風名色輕施發散攻痰鎮墜之藥以至害兒甚多而病家不責其悞反委於天數當然而已又方用救嬰丹亦神効人參一錢白茯苓三錢柴胡三分白芍藥炒一錢神麯炒焦五分砂仁研一粒炮薑炭二分肉桂去皮二分河水煎服一劑愈

有婦人新產之後忽然手足牽搐口眼喎斜頭搖項強脉大而伏

時或角弓反張人以爲産後中風誰知是亡血過多而成痙乎産後舊血已虧新血未長血舍空虛風尤易入原不必戶外之風也即一舉一動風自內生覺兩腋之間陰寒逼人一有不慎而風入之矣然風因虛而入補虛而風即能出也第補虛之法血亡不能速生而氣怯則宜急補其氣氣旺則血尤易生血行而風不能存耶方用救産除痙湯人參五錢全當歸一兩嫩黃芪蜜炙一兩川芎三錢荊芥炒黑一錢桃仁研一錢水煎服一劑病輕二劑又輕三劑全愈此方即佛手散之加味者也大補其氣血之虛加之人參黃芪則氣更旺矣益以當歸川芎則血

亦行矣氣旺而邪不敢敵血行而風自滅況有荆芥以驅血中之風同桃仁能散血中之滯佐當歸以引血歸經之妙血旣歸經而邪何能作祟倘不補氣血惟是祛風則血舍更空風將直入是立殺其婦矣可不慎哉又方用加味生化湯更神効全當歸一兩人參五錢川芎五錢荆芥穗炒黑一錢肉桂去皮一錢紅花二錢嫩黄芪蜜水拌炒一兩炮薑炭五分益母草八兩煎湯濾清代水煎服二劑全愈再用十全大補湯調理月餘永無後患也

有人一時手足搐掣口眼歪張脉得弦直重按則無人以爲中風

之症也誰知是痙病之驟發乎夫中風病身必顫覆口必吐痰痙病狀如中風而身必不顛覆口中喉内必無痰涎之出入與水鷄聲也蓋中風無風風從内起痙病有風風從外入風自成威不必借重内痰之助所以但有搐掣歪張之風象絕無洶湧秘塞之痰聲也若風自内起者火動生風痰以助之也故中風無外邪痙病無内邪也無外邪者不可驅風無内邪者不可不驅風耳然而単治外而不治内則外風雖去内風必生是以祛風必須補正而内風不動也方用補中益氣湯人參三錢於潛白朮土炒焦三錢嫩黃芪蜜水拌炒三錢當歸身三錢柴胡三

錢升麻一錢廣陳皮一錢粉甘草炙一錢水煎服一劑而搐掣定再劑而歪張止三劑不再發夫補中益氣湯補氣之藥李東垣立此方以治內傷病症非祛風之劑乃用之以治痙痓之風及易奏功者何故乎蓋氣虛則腠裏開不能衛護於外風所以易入也今補其氣則正旺足以祛邪方中用柴胡升麻原能提散而祛邪少用之於補藥之中能提氣以衛正多用之於補藥之中善益氣以祛邪故用至三錢柴胡一錢升麻而風難再留矣何必更借重他藥以散風之多事哉世人但知參芪歸朮之多用以補正絕不知柴胡多用於參芪歸朮之中尤易祛邪故

特表而出之也又方用九宫湯亦神効人參三錢巴戟天三錢葳蕤三錢嫩黄芪蜜水拌炒三錢半夏製一錢烏藥一錢秦艽一錢廣陳皮一錢川附子製五分天麻八分防風一錢水煎服二劑全愈

疝氣論 附奔豚氣

古有七疝之名一曰衝疝二曰厥疝三曰狐疝四曰癀疝五曰癩疝六曰卒疝七曰疝瘕內經曰任脉爲病男子內結七疝又云督脉生病從少腹上衝心而痛不得前後爲衝疝曰邪客于足厥陰之絡令人卒疝暴痛又肝所生病爲狐疝又足厥陰病丈夫癀疝又厥陰所謂癩疝者又足厥陰氣逆則睾腫卒疝蓋疝氣兼任衝督三脉皆起于胞中而出于會陰而行于腹督由會陰而行于背衝由會陰出並少陰而散于胸中也張子和又立七疝之名曰寒疝卽經之衝疝曰水疝卽經之卒疝曰筋疝

卽經之疝瘕曰血疝卽經之癀疝曰氣疝卽經之厥疝曰狐疝癩疝是也名雖不同其病無異寒疝者囊冷結硬如石陰莖不舉或控睪丸而痛得之坐卧濕地或寒月涉水或值雨雪或坐卧磚石或風冷處使内過勞脉弦緊相搏則爲寒疝也亦有寒氣直趨陰底之間痛不可忍此爲奔豚氣也水疝者腎囊腫痛陰汗時出或囊腫如水胞之狀或囊癢而搔出黄水或少腹中按之有水聲病得之于飲水醉酒使内過勞出而遇風寒濕之氣聚于囊中令人爲卒疝也筋疝者陰莖腫脹或潰或膿或痛而裏急筋縮或莖中痛痛極則癢或挺縱不收或白物如精隨

溺而下得之于房室勞傷及邪迷所使之患也血疝者其狀如黄爪在少腹兩傍橫骨兩端約中俗云便癰得之于重感春夏大燠勞于使內氣血流溢滲入脬囊留而不去結成癰腫膿少血多爲之㿉疝也氣疝者其狀上連腎區下及陰底陰囊墜脹不時或因號哭忿怒則氣鬱而脹或坐卧濕地房勞太過是也或小兒亦有此疾俗云偏墜得之于人已年老或年少多病陰痿精虛怯強勉力入房因而有子爲胎中病也狐疝者其狀如瓦在左邊毛際之近蹊則攻入少腹毛際之中行立不能脹痛不已止則存于囊底狀如狐衍狐晝則入穴而安身夜則出穴

而作祟往來正與狐相類也癩疝者陰囊腫墜如升如斗者其疝有寒有濕有濕熱相兼之分辨耳若因于寒者則囊冷如氷睪丸木大不知痛癢而重墜者也因于濕者則囊濕如水陰子寒疼雖近烈火不熱也因于濕熱相兼者則陰囊不冷紅腫搔癢甚則皮褪濕爛者也又有睪丸結硬不知痛癢陰囊皮白而厚不知長大重墜難當此爲木腎也若睪丸偏墜于左者因怒氣傷肝或房慾傷陰以致外寒侵束濕氣乘之所以在左之睪丸腫大也偏于右墜者因房勞傷腎或繼于勞力致使真氣下陷或寒或濕之邪阻其上升之氣故在右之睪丸腫大也蓋疝

本乎腎而治在于肝者何也蓋腎之二子名曰睾丸寄腎所生屬肝而不屬腎也故經謂疝本肝經與腎家無干又謂囊在腎底屬于肝亦不屬於腎若論夢遺精滑此腎之病也便溺赤白此膀胱之病也尿管疼痛此小腸之病也凡遇睾丸之病當從乎肝治陰莖之病亦從乎肝治陰囊之病當從乎脾治精道之病當從乎腎治疝由氣寒與濕熱也房慾與勞役也氣寒與濕熱而當清房慾與勞役而當補也

疝氣辨案 附奔豚氣

有人房慾之後感受寒濕陰囊氷冷睾丸大小甚疼遇冷即發痛

不可忍肝腎之脉沉大而急人以爲寒濕之侵于腎也誰知是寒濕之入于肝腎而成寒疝之病乎夫寒濕侵于肝腎宜病在腰脇何以腰脇不痛而痛在睪丸乎不知睪丸屬肝肝氣不至睪丸則外勢不能振興則肝弱可知矣蓋當日泄精之後人坐於寒濕之區邪乘虛入于腎囊之中則睪丸獨受耶治法宜温補肝腎之陽氣兼驅逐睪丸之寒濕則病去如掃也方用肝腎兩温湯肉桂去皮二錢白术炒焦三錢白茯苓五錢車前子二錢山茱萸肉三錢橘核一錢水煎服二劑輕三劑痛止十劑不再發矣此症乃厥陰少陰之病肝氣寒極而腎氣不通肝中濕

重而腎氣更滯肝經之寒濕去而腎中之陽氣通自能行於睪丸之内所以手到成功也又方用荔香散亦効製附子一錢白术炒焦三錢懷山藥五錢小茴香二錢山萸肉三錢白茯苓五錢荔枝核七枚碎水煎服

有人感浸濕熱睪丸腫脹作痛遇熱即發然痛不至難忍時痛時不痛脉弦數急人以爲熱氣之入於腎也誰知是濕熱之乘于睪丸乎夫睪丸屬肝寄腎所生睪丸受火即肝腎受火也况肝腎之火俱爲相火相火真旺外火不能侵犯相火假旺外火因而侵犯此爲虛火之旺耳虛火自旺尚有强陽不倒之虞况邪

火相侵熱以濟熱睪丸作痛烏能免乎但火性急肝性又急火痛宜不可久何終年累月而不愈即或暫時無恙遇熱復發者何爲也蓋因熱而又得濕耳火性速而濕性遲濕火相合而成疝火欲散而濕留濕欲流而火存居於睪丸之內求其不痛得乎治法去濕熱之氣則疝氣自除矣方用清熱利睪湯白茯苓一兩薏苡仁一兩北沙參一兩橘核二錢炒黑梔子二錢荔枝核碎七枚水煎服二劑輕又服二劑更輕再服十劑斷根不再發也此方用茯苓薏仁分消其濕氣用橘核荔核引羣藥直入睪丸而治痛用梔子沙參化其肝腎之熱且沙參善能治疝故

兩用之而成功耶又方用蒺藜沙參散亦効北沙參一兩白茯苓一兩車前子三錢白蒺藜五錢延胡索二錢牡丹皮三錢川楝子一錢荔枝核碎七枚水煎服

有人睾丸腫大作痛氣上沖於肝兩脇脹滿按之益疼診肝脉弦緊而急人以爲陰寒之氣入腹也誰知是厥陰之經受寒乎夫陰器者宗筋之聚也筋屬肝而睾丸亦屬肝可升可降其膜實聯絡于陰器之間故肝病而筋亦病筋病而睾丸亦病矣睾丸之痛上沖于肝者正顯其同氣相從者矣治法宜平肝氣之上沖又宜散睾丸之寒氣則痛可祛除也方用温肝解疝湯白芍

藥酒拌炒五錢小茴香二錢製附子一錢柴胡一錢當歸五錢北沙參五錢橘核一錢沉香鎊八分水煎服一劑痛少止二劑全止三劑兩脇之脹滿盡除四劑全愈此方平肝氣於兩脇之中驅寒於睪丸之内行氣血之凝滯始陰子而奠安何至上下相連而作脹滿疼痛難除之苦哉又方用驅寒散腫丹亦効肉桂去皮一錢白芍藥酒拌炒五錢當歸五錢柴胡一錢白朮炒三錢北沙參五錢破故紙炒三錢葫蘆巴二錢荔枝核碎七枚水煎服

有人膀胱癃閉小水不利睪丸牵痛連于小腸相掣而疼者診尺

脉沉大而急人以為小腸疝氣也誰知是膀胱之熱結而為疝乎夫膀胱為州都之官能化水者也膀胱寒則水不化膀胱熱則水亦不化水既不化而熱結膀胱者水必散于經絡入于睾丸陰囊而腫大往往有囊大如斗而不消者治法似宜單分消其水矣然但消其水而不解其熱則膀胱之結仍不散水必隨火直趨於睾丸陰囊之中其疼更甚耳方用解火散丸湯白茯苓一兩野杜若根枝一兩北沙參一兩牡丹皮五錢澤瀉三錢車前子三錢水煎服一劑痛止二劑陰囊睾丸漸小再服二劑膀胱之結解而水泄如注囊小如故矣此方之奇奇在杜若非

家園之杜若也乃田野間所生藍菊花是也此物性寒而又善于發汗且能直入睪丸以散邪再助以茯苓沙參丹皮等藥既利其濕又瀉其熱所以建功特神惟是此藥發汗服此方後卽用當歸補血湯數劑以補氣血之耗是杜其後患也又方用利丸散癃湯亦効赤茯苓一兩車前子三錢肉桂三分川萆薢二錢黃柏一錢北沙參一兩甘草稍一錢建澤瀉三錢川通草二錢水煎服

有人睪丸腫大作痛後變爲不痛不疼者名曰木腎脉沉弦緊此爲寒疝也木腎者乃寒極而氣不通也此症初起必先感寒濕

因而入房又復重感則濕氣入于睾丸之內寒氣束于睾丸之外遂至不痛不疼也此種症氣非用桂附不能直入睾丸以通其氣然無散邪之藥雖用桂附止可興陽而睾丸之邪終久難散且散邪之藥甚多而能散睾丸之藥甚少此世人所以治木腎之病不能多効耳方用化木柔和湯白朮炒焦五錢製附子一錢肉桂去皮一錢當歸五錢車前子三錢小茴香一錢柴胡一錢川芎二錢川楝子二錢水煎服三四劑必至雙腎之外出如雨而即柔和不木矣此方白朮以利腰臍之氣川楝子小茴香能入睾丸之內得附子肉桂而驅寒散邪於至陰之中得車

症氣

前利濕而走膀胱得柴胡解鬱而通肝氣得當歸同川芎下行氣血而通達內外所以奏功耶又方用温氣散木湯亦効製附子一錢黄芪炙一兩白术炒焦五錢肉桂去皮一錢沉香鎊一錢川芎二錢當歸五錢丁香一錢杜若根枝五錢白茯苓一兩生薑三片水煎服

有人平素好色而生狐疝者日間則縮入而疼痛夜間則伸出而作怪且能強陽善戰其肝腎脉沉大而搏急此乃真正狐疝也若日縮夜伸不能久戰者此假狐疝也假狐疝乃寒濕之症用前肝腎兩温治之而即痊至于真狐疝者或于神道之旁行房

或于星月之下交感乃祟憑之也疝既不同治亦宜異大約狐疝淫氣不散結于睪丸之内而伸縮也狐最淫而善戰每于夜間出穴媚人蓋狐屬陰也日間縮入不可以戰戰則疼痛欲死此祟禁之也凡祟亦屬陰至夜則陰主令矣人身之陽氣入于陰之中陰與祟之陰相合則同氣相得祟不禁焉反得遂其善戰之歡及至精泄陽氣一虚正不敢邪又復作痛矣治法似宜祛逐其祟然不知祟之入也必乘人正氣虚而後敢入今不補虚而逐祟何能愈乎方用補正逐狐散人參三錢白朮炒五錢白茯苓五錢肉桂三分橘核一錢茅山蒼朮去毛切片炒五錢

疝氣

白薇一錢荆芥一錢製半夏三錢甘草一錢桃頭葉七箇水煎服連服四劑全愈此方純是助陽之藥使陽氣旺則陰氣自消狐疝不逐而自愈矣或謂夜伸善戰正陽火之旺也若助其陽氣未必非增其妖氣也何助陽而祟臧乎蓋日間陽氣用事祟陰潛藏於肝陰之地畏陽光而作楚至夜乃乘陰氣借交合而出穴乃陽旺之假象非真旺也今助陽而不助陰晝夜皆是陽氣祟陰何敢潛藏哉又方用補正敵邪丹亦効嫩黄芪炙二兩製附子五分肉桂五分柴胡一錢虎骨炙碎三錢製半夏二錢人參二錢茅山蒼术去毛切片炒五錢雷丸一錢荔枝核碎七

枚水煎服此方用黃芪參朮肉附皆是助陽之藥用虎骨壯威而殺肝之祟雷丸辟邪而驅疝木之狐狐聞雷而驚遁無踪取二物以相制也

有人小水甚勤睪丸縮入疼痛遇寒天更甚左尺與關脉大而緊急人以爲小腸之疝也誰知是寒結於膀胱而成疝乎夫膀胱之化水者由命門之火化之也似乎命門寒而膀胱始寒膀胱之寒結獨非命門之寒結乎孰知膀胱亦能自寒也此症多成于坐卧寒濕之地寒氣襲入于膀胱而不能散雖有命門之火亦不能化蓋命門之火止能化在內之寒濕而不能化在外之

寒濕矣在外之寒濕既留于膀胱勢必與命門之真火相戰邪盛正衰而痛作矣治法必須直祛膀胱之寒濕則睪丸舒展痛亦自止方用辟寒除痛散肉桂去皮二錢製烏頭一錢白茯苓五錢白朮炒焦五錢巴戟天三錢延胡索二錢橘核二錢荔枝核搗碎七枚水煎服二劑痛少減四劑全愈此方用肉桂巴戟烏頭溫命門而驅寒邪復能煖膀胱之氣白朮茯苓又是利水之味橘核荔核入睪丸同延胡而定痛故服四劑而寒結立散也又方用茱萸內消散亦効山茱萸肉三錢吳茱萸一錢廣木香七分肉桂去皮二錢懷山藥五錢川楝子二箇大茴香一錢

破故紙炒三錢　延胡索二錢　車前子三錢　水煎服

有人外感寒邪，如一褁之氣，從心而下，直至于陰囊之間，名曰奔豚，言其如豕之奔突，其勢甚急，不可止遏，痛不可忍，脉沉伏而不見，人以爲寒疝也，誰知是心包命門之火衰乎。夫心包之火在上，命門之火在下，一在心，一在腎，心腎二火未常不相通也。人有此二火相通，則寒邪不能侵犯，惟二經火衰，外邪得以襲之耳。然寒邪入內，宜先犯心，何反下趨於腎囊之內乎？蓋心腎之氣虚寒，脾經有濕，濕性下流，寒亦下凝，寒與濕同氣相親，其下趨之勢便也。此等之症，如風雨之來，乃一時暴病，非長年之

奔豚氣

久病似疝而非疝耳治法純不可作疝治宜補心腎之虚温命門心包之火兼去脾經之濕而奔豚之氣自愈也方用補火散奔湯人參三錢白术炒五錢桂心一錢山藥五錢巴戟天三錢製附子一錢茯苓五錢遠志肉一錢川芎三錢甘草一錢水煎服一劑即安二劑全愈此方補火驅寒補土制濕使三經氣足邪不難制也又方用桂薑散亦效桂心一錢良薑一錢炮薑七分川烏炮去皮臍一錢柴胡一錢當歸三錢吴茱萸八分小茴香一錢白术炒五錢茯苓五錢水煎服能治五臟六腑虚寒積冷七疝引痛此方最神

大便閉論 附脱肛

金匱論云北方黑色入通於腎開竅於二陰藏精於腎又云腎主大便大便難取足少陰夫腎主五液津液潤則大便如常若飢飽勞役損傷胃氣及食辛熱味厚之物偏助火邪伏於血中耗散真陰津液虧少故大便結燥也其症有虚秘有實秘有風秘有冷秘有氣秘有熱秘有陰結有陽結有老人津液乾枯及婦人分産亡血及發汗利小便病後血氣未復腸胃不潤皆能秘結也更有交腸脱肛穀道痛癢之各異也虚閉者腸胃虚弱而氣難推送不能飲食小便清利而大便虚秘也實閉者腸胃

有物亦能飲食小便黃赤而大便氣秘也風秘者由風邪摶於肺臟傳於大腸故傳化難出腸中有風則燥爍其津液也或其人素有風病者亦多有此症耶冷秘者由冷氣滯於腸胃凝陰固結胃氣閉塞津液不行喜熱惡冷也氣秘者由真氣不運穀食難化升降不利氣多噎也熱秘者面赤身熱腸胃脹悶或口舌生瘡時欲得冷則喜也陽結之閉者其脉沉數能食而體不重惟難大便也陰結之閉者其脉沉遲不能食而體重大便反鞭也致於老人虛人之秘者蓋人年四十餘外而陰氣自半起居衰矣愈老愈衰虛人愈病愈虧精血日耗腸胃乾涸漸成虛

秘之病也又有交腸之症者大小便易位而出或因醉飽或因大怒遂致藏氣乖亂不循常道而然又有脱肛之病者因大便後脱出其肛而不收也凡人氣實則温温則内氣充而有所攝故升降不失其道也臟氣虚則寒寒則内氣餒餒則氣多下陷有降而無升故易脱肛耳然亦有熱極而至者何也夫肺與大腸相爲表裏因肺臟蘊熱則肛門閉結熱極則挺出其肛也若肺氣不足不能收斂肛門亦脱出而不進者此虚寒之病也若婦人生産用力過多及小兒痢久不已多致此病皆是氣血衰而不能約束禁固也又有畜血症者由瘀血凝滯於大腸閉結

大便閉

不通腹中甚痛脉必濇也又有穀道癢痛者多因濕熱生蟲或成漏成痔者有矣大抵秘結氣實脉有力者可行攻下之法其他非係氣血之虧即津液之耗不可概用攻下之法以取速効而重傷根本或愈攻而愈結或愈下而愈秘貽患無窮悔何及矣

閉結辨案 附脫肛

有人大便閉結不通口乾舌燥咽喉腫痛頭目昏暈面紅煩躁氣口與尺脉大而芤人以爲火盛爍乾大腸之液而閉結也誰知是腎經之水乾涸乎夫腎水爲肺金之子大腸與肺爲表裏肺

能生子豈大腸獨不能生水乎不知金各不同金得清氣則能生水金得濁氣不特不能生水反欲取水以相養故大腸得氣之濁無水則不能潤也然而大腸之開闔雖腎水潤之亦腎火主之也而腎火必得腎水以相濟無腎火而大腸洞開矣無腎水以濟腎火則大腸又固結而不得出故腎虛而大腸不通不可徒瀉大腸也倘瀉大腸愈損其陰矣此等之症老人最多正以老人陰衰津液乾燥火有餘水不足耳治法但補其腎中之水則水足以濟火大腸自潤矣方用濟陰潤燥丹原熟地黃二兩當歸一兩肉蓯蓉漂淡一兩天門冬五錢松子肉研一兩水

煎空腹服二劑大便通服至十劑腸潤而愈此方用熟地天冬補腎而滋肺用當歸松子生血而潤腸用蓯蓉性動以通便仍是補陰而非亡陰老人尤宜而少年腎虛之輩亦何獨不宜哉

又方用補腎潤腸湯亦効原熟地黄一兩當歸身一兩枸杞子五錢懷牛膝五錢升麻蜜炙五分肉蓯蓉漂淡五錢黑芝麻炒研一兩水煎服

有人大便閉結小腹作痛胸中噯氣畏寒畏冷喜飲熱湯尺脉微翁人以為氣虛之閉結也誰知是腎火之氣衰而不能傳送乎夫大腸屬金金宜畏火之刑何無火而金反閉耶不知金有不

同夫肺乃嬌臟爲珠玉之金最喜清和而畏火熱肺受火熱則刑金矣故大腸爲出土之頑金非火煅煉不能得其傳化之功所以大腸必用火始能開闔經云大腸者傳道之官也有火則轉輸無碍火衰則幽陰之氣閉塞其輸輓之途如大溪巨壑霜雪堆積結成氷凍堅厚而不可開一遇太陽照臨則立時消化也非大腸有火則通火衰則閉之明驗乎然而大腸本經不可有火也若火留大腸恐有太熱爍乾之虞火在腎中則大腸無寒凝凍結之慮倘腎中無火則大腸何以傳化水穀哉治法必須補腎中之火不必通大腸之結也方用温腎開閉湯巴戟天

五錢白朮五錢原熟地黄一两山茱萸肉五錢製附子二錢當歸身五錢水煎服二劑全愈此方用巴戟熟地山茱當歸以補腎而行血於至陰之中仍有至陽之氣又得白朮以利腰臍引附子直壯其腎中之火迅達于大腸之内則火氣薰蒸陽回春谷雪消氷泮何至固結而不解哉又方用壯火開結散亦効白朮五錢肉蓯蓉漂淡一两製附子二錢當歸五錢水煎服方中加人參三錢更妙

有人大便閉結煩躁不寧口渴舌裂两目紅赤汗出不止右關脉洪數而尺脉浮大人以為大腸熱盛而閉結也誰知是胃火之

沸騰煎熬其大腸乎夫陽明胃火一發必有爍乾腎水之禍大便不通正胃火爍乾腎水也似宜急救息其火但火性暴烈熬乾水液甚速若以細微之水潑之如火上添油更增其焰而不可止必得滂沱大雨傾盆倒甕淋漓澆灌則燎原之火庶几盡息方用加味白虎湯濟之石膏二兩知母三錢麥門冬去心二兩甘草二錢人參五錢生地黃二兩玄參五錢鮮竹葉一百片粘米一合水煎服一劑火瀉二劑便通通後除去知母石膏加牡丹皮三錢甘菊花二錢廣陳皮一錢水煎服十劑大便永無閉結之苦矣此方用白虎湯者以火勢太盛不得已暫救腎胃

大便閉

大腸之熱但知母苦寒頻用恐傷胃氣石膏辛散而性猛烈故有白虎之名多用反致耗損真陰真陰一耗胃氣太寒則前火雖消在後之寒復起況火之有餘水之不足也與其多瀉火以損陰何若頻補水以制火之爲善耳又方用壯水濟胃湯亦効

石膏一兩知母三錢玄參五錢生地黄三兩懷牛膝五錢麥門冬去心二兩北沙參一兩甘草二錢蘆根二兩水煎服

有人大便閉結胸中飽悶兩脇疼痛嘔酸作吐不思飲食左關尺脉大而數大腸脉亦大而芤人以爲火燥之閉也誰知是肝火之作祟乎夫肝屬木木易生火火旺似宜生脾胃之土土又生

金何至大腸無津成閉結之症耳况肝木居左肺腸居右何以肝木能爲大腸之閉乎不知肝中之火乃木內之火半是雷火也雷火最能爍水試觀連陰久雨必得雷電交作始散陰霾正爍水之明徵也故肝火不動則已動則引心包之火而刑金引陽明之火而沸騰引腎中之火而震動火多而水有不涸者乎水涸而大腸安得不閉結哉故欲開大腸之閉必先瀉肝木之火則肝氣自平不來尅土則脾胃之津液自能轉輸于大腸而無閉結之苦矣方用平肝散火湯白芍藥五錢當歸五錢炒黑梔子二錢柴胡一錢製大黃二錢生地黃五錢地榆二錢枳殼

一錢水煎服一劑大便通三劑肝火盡散大腸自利也此方專入肝以瀉火固水以養木又能舒肝氣之鬱蓋肝氣不鬱則肝火必不旺肝火一散各經之火無不盡散豈獨留大腸一經之火而作祟哉又方用祛火散結湯亦効炒黑梔子二錢牡丹皮三錢白芍藥五錢當歸五錢甘草一錢廣陳皮一錢黄芩一錢天花粉二錢水煎服

有人大便閉結口乾唇裂食不能消腹痛難忍按之益痛小便短澀右關尺脉沉數人以爲大便之火燥也誰知是脾火之燥結乎夫脾乃濕土得火則燥宜爲脾之所喜何反成閉結之症不

知土太柔則崩，土太剛則燥，土崩則成廢土，土燥則成焦土也。然而成焦土者，非陽明之炎下逼，必命門之火沸騰，二火合攻，脾之津液乾涸而不潤矣。雖有水穀之入，以供脾之用而不敷，何能分潤於大腸乎？大腸無津液之潤，則腸必縮小而不能容物，安得大腸之傳化哉？治法急救脾土之焦，又須瀉陽明、命門之火，始脾土得養，自易生陰，陰生而津液自潤，何必通大腸之多事乎？方用救土潤燥湯：玄參五錢，當歸一兩，大生地黃一兩，知母一錢，升麻一錢，厚朴炒一錢，大麻子五錢，柏子仁五錢，甘草三錢，松子肉研五錢，白蜜一兩，水煎服。二劑大便必通，減去知母厚朴升麻加白芍藥五錢廣陳皮一錢再服四劑脾胃命門之火盡散大便不再結矣此方用玄參生地清命門之火又是滋脾土之陰甘草蜜糖潤土中之燥又能解胃經之炎當歸栢子仁松子肉補血液而行于大腸知母厚朴下走而瀉陽明之邪升麻提脾土之清氣使清升而濁降大麻子最潤大腸而降火不使陰氣上升何大腸之不通哉又方用潤脾散結湯亦効玄參三錢當歸五錢生地黃一兩牡丹皮三錢懷牛膝三錢知母一錢甘草二錢天門冬五錢橘餅一兩鮮竹葉五十片水煎服

有人大便閉結舌下無津胸前出汗手足氷冷煩悶發躁大皆紅赤左寸脉數而洪人以爲大便之燥結也誰知是心火之焚燒乎夫心與小腸爲表裏未聞心與大腸有妨碍也然大腸雖不與心爲妨碍實與肺爲尅制也心火盛而刑肺刑肺即刑大腸矣大腸被火相刑勢必熬乾津液水涸而成閉結乎治法急宜瀉心經之火但徒瀉心經之火而無汪洋甘澤之降恐不足以濟大旱之渴也必須大沛甘霖則旱魃之氣頓息而河渠盡通矣方用大沛掃氣湯川黃連三錢大生地黃二兩玄參五錢北沙參一兩當歸一兩麥門冬去心二兩牡丹皮五錢瓜蔞二錢

柿霜五錢水煎化服一劑心火降二劑而大便通此方用黃連丹皮以直解其心中之炎然徒用瀉心火之藥而不益之生地麥冬則黃連丹皮苦寒而性燥心火雖解而大腸之燥如故也得生地麥冬之潤以劻勷成功不特刑金之火盡除且潤以去燥不啻如亢旱得甘霖大地火炎盡皆消藏反沾濡渥也再益之沙參生陰當歸生血柿霜涼肺玄參涼腎無非斷四路之炎氣使其不來助心之燄加入瓜蔞使火存於心中者盡隨濡潤之藥下降而生水則大腸有不通潤者乎又方用涼心通潤湯亦效川黃連三錢牡丹皮五錢當歸五錢生地黃二兩麥門冬

去心二兩天花粉二錢天門冬五錢栢子仁五錢松子仁研五錢水煎服

有人大便閉塞不通咳嗽不寧口吐白沫咽喉乾燥兩脚氷冷氣口脉大而數人以爲三焦之火旺也誰知是肺經之火旺乎夫肺屬金與大腸相爲表裏最關切者也肺經有火何竟傳入大腸乎不知肺乃嬌臟屬之辛金最喜陽和沙水惟懼炎火煆煉故一遇火乘即移其熱于大腸也且肺主皮毛肺氣少虛風邪襲之而肺中正氣與邪氣相戰正不勝邪以致風變火也肺中生火熇爍其津液肺與大腸既相唇齒肺之津液涸則大腸之

津液豈能潤澤乎治法但宜輕治肺火重滋腸陰使津液潤澤則大便不通而自通也方用清金滋燥丹山荳根二錢桔梗五分黄芩二錢麥門冬去心一兩天門冬五錢當歸五錢升麻五分柿霜一兩水煎化服二劑肺火清又服二劑大腸之閉開再服二劑全愈此方清理肺金之火又不傷肺金之氣重滋大腸之燥則腸金得其養何至閉結之不開哉又方用加减甘露飲亦効原生地黄一兩原熟地黄一兩麥門冬去心一兩天門冬五錢桔梗五分金釵石斛五錢天花粉二錢甘草一錢北沙參五錢水煎服

有人大腸閉結不通飲食無碍并無火症之見亦無後重之機有至一月不便者氣口與尺脉微弱欲絶人以爲大腸無津而不潤也誰知是氣虚而不能推送乎夫大腸無津固不能潤而氣弱亦不能行陽氣一衰則陽不能通陰而陰與陽相隔水穀入于腸各消各化不相統會故留中而不下也治法不可滋其陰而降下亟當助陽氣以升之也方用升陽推送湯人參三錢嫩黄芪蜜炙五錢白朮炒三錢當歸五錢柴胡五分荆芥五分麥門冬去心五錢肉桂去皮一錢製附子五分煨薑三片水煎服一劑大通此方純是補陽氣之藥止麥冬當歸少益其陰則陽

氣勝陰始有下送之勢又得附子肉桂直入于至陰之中引柴胡荊芥升提其陽氣耶陽氣一升濁陰立降故一劑而奏捷若神也又方用升陽轉輸湯亦効嫩黄芪蜜炙一兩人參二錢當歸五錢川芎三錢升麻五分肉桂去皮一錢麥門冬去心五錢肉蓯蓉漂淡五錢紅花一錢廣陳皮一錢白术炒三錢煨薑三片水煎服

有人大便閉結不通手按之痛甚欲死心中煩躁坐卧不寧似乎有火然小便又復清長脉沉濇而不數人以爲有鞭屎留于腸中而閉結也誰知是畜血凝滯而不散乎夫畜血之症傷寒多

有之今其人並不感傷寒之邪何亦有畜血之病乎不知人之氣血無刻不流通于百脉週身之中一有拂抑氣即鬱塞不通血即停住不散于是遂遏於經絡而爲癰毒留于脾胃而爲痛摶結于肌肉而成塊凝滯于大腸而成畜血以致阻住傳化之機隔斷糟粕之路大腸因而不通矣治法宜通大腸之閉佐以逐穢之味然而草木之物可通無形之結不能通有形之結也血乃有形之物必得有形相制之物始能散其結也方用加味抵當湯治之水蛭三錢剪碎炒黑研末虻蟲二錢焙燥研末當歸五錢桃仁研十四粒紅花三錢大黄三錢水煎調服一劑而

大便通瘀濁盡下痛楚頓失矣後服八珍湯調理十數劑永無瘀畜之患也蓋大黄泄滯其勢最猛得水蛭虻蟲桃仁紅花破血之味相佐其攻堅逐穢之効更神此等閉結不速通利必有發狂之變但何以辨其爲畜血之病乎全在看其小便之利與不利脉之濇與不濇腸中痛與不痛耳倘小便清利脉濇疼痛難忍者卽用此方萬無差謬耳又方用逐瘀湯亦効大黄三錢牡丹皮三錢當歸一兩紅花三錢桃仁研三錢没藥二錢生地黄五錢肉桂五分真山羊血研細末五分藕節五段水煎八分調和服

有人患脫肛者一至大便則直腸脫下而不肯收久則澀痛其氣分之脉緩而弱人以爲大腸虛氣下陷也誰知是陽氣之衰不能升提乎夫脫肛之症半成於脾泄泄者氣下也下多則亡陰陰亡必至下墜而陽氣亦隨亡陰而下陷也氣虛則腸中濕熱污穢之物反不能速去於是用力虛努而便過於用力直腸隨努而下脫矣迨至濕熱之邪已盡脫肛之病已成耳治法必須升提陽氣佐之去濕去熱之藥然而提氣非用補氣之劑則氣不易生補氣不用潤腸之味則肛脫難收要在兼用之而奏功也方用東垣先生補中益氣法治之人參二錢嫩黄芪蜜炙五

錢當歸身三錢白术炒二錢升麻蜜炙一錢柴胡蜜炙一錢甘草炙一錢廣陳皮一錢白芍藥炒五錢白茯苓三錢梗米炒一錢薏苡仁炒三錢水煎服四劑肛腸漸升再服四劑不再脱矣此方補中以升提其陽氣之下陷氣盛則亡陰自生氣升則大腸無滯故肛門漸收也又方用升陽補血湯亦効嫩黃芪蜜炙五錢當歸身五錢升麻蜜炙一錢北五味子一錢懷山藥三錢茯苓五錢水煎服

有人不必大便而肛亦脱者疼痛非常氣口脉沉數人以爲氣虛下陷也誰知是大腸之火奔迫而出之乎夫大腸屬金原屬於

肺之門户也肺金受熱邪不能即散趨其火從門户而出誰知大腸無水門户乾燥而火益奔迫以致肛門疼痛不便而外出乎此等之病用升提之法全然不効反增其苦楚耶蓋升提之劑多是陽分之藥陽氣過旺則陰愈虚陰虚則火益勝安有取効之日哉治法宜急瀉其腸中之火又宜清肺中之熱臓腑火息而肛門自收矣然而大腸之火不生於大腸而生於胃火也胃火盛而大腸之火亦盛腎水衰而大腸之水亦涸矣單治金中之火而不瀉胃中之炎則肺氣何能滋益單補金中之氣而不助腎中之水則大腸之乾燥何能潤澤乎方用滋水歸腸飲

黑玄參五錢原熟地黃一兩牡丹皮三錢當歸三錢石膏三錢地榆二錢槐米二錢麥門冬去心五錢柿霜五錢荊芥炒黑一錢水煎服一劑痛安再劑腸升三劑全愈此方肺胃腎三經同治清胃即清肺清肺即清大腸肺胃之火清則水源不斷火氣自消肛門有不急返者乎客去而主歸此必然之理也又方用清火歸腸湯亦効地榆二錢麥門冬去心五錢當歸五錢原生地黃一兩玄參三錢升麻一錢鮮竹葉三十片水煎服

小便閉論 附遺尿陰痿陽强

内經曰三焦者決瀆之官水道出焉膀胱者州都之官津液藏焉氣化則能出矣故上中下三焦之氣一有不化則水道不能出豈獨下焦氣塞哉上焦肺者通調水道下輸膀胱豈非小便從上焦氣化者乎脾病則小便不利飲食入胃游溢精氣上輸於脾脾氣散精上歸於肺肺通水道氣化而出豈非小便從中焦之化者乎腎主水液又主二便豈非小便從下焦氣化者乎夫人在於陰陽和平氣得以化水道通流故心肺居上天道也肝腎居下水道也脾胃居中地道也亦由陰陽交會之分也天

之陽不交於陰則雨露之澤無所施地之陰不升於上則高源之水絕其流天地之氣不交而水道何能出乎肺爲水之源腎爲水之主而蓄泄於膀胱分清於小腸實相通也然小腸獨應於心者何哉蓋陰不可以無陽水不可以無火水火既濟上下相交則榮衛流通而水竇開闔故不失其司耳惟是心腎不濟陰陽偏勝内外關格而水道澀傳送失道而水道滑熱則便數冷則便澀熱甚者小便閉而絕無火性急速水道直趨大腸膀胱無水積蓄故小便絕無也氣寒者小便難而僅有腎與膀胱俱虛客邪乘之則氣衰不能化故便澀而難通也丹溪曰小便

不通屬氣虚血虚亦有熱有痰氣閉塞者之不同皆宜隨症用藥吐之以提其氣氣升則水自降蓋氣載其水也譬之滴水之器必上竅通而下竅之水出焉通後又當隨症以補之恐病根未能盡去不久復作非如痰火閉結者但吐之而可行也其治之法有膈二膈三之治如因肺燥不能生水則氣化不及州都法當清金潤肺此爲膈二之治也如因脾虚不運而精不上升故肺不能生水法當燥脾健胃此爲膈三之治也此乃丹溪探本窮源之論也若數起而便溺有餘瀝者腎與膀胱俱冷内氣不充故胞中自滑所出必多而色白焉是以遇夜陰盛而愈多

矣又有胞轉病者臍下急痛多因強忍小便或尿急疾走或飽食忍尿飽食走馬忍水入房使水氣上逆氣迫于胞故屈戾而不得舒暢也胞薄則殂知命者可不戒乎又有胞痺者多因膀胱之氣衰被風寒暑濕之邪客于膀胱則氣不能化水而出故胞滿而水道不通是以小腹膀胱按之必有內痛之證耳又有妊娠胎重胞係墜下壓着水胞小便不通者宜升舉其胎氣則小便自通也又有小便不禁者頻數而不能約制也丹溪曰小便不禁屬熱屬虛但有虛熱虛寒之分色赤者爲熱色白者爲氣虛也若小便多者乃是下元虛冷腎不攝水之故又有好色

作喪之人腎虚不能調攝歸元亦有小便不禁者也又有女人下闌無閉遇寒則便溺數遇咳嗽則小便適來亦爲不禁者也又有盛喜以致小便日夜無度者因是喜極而傷心氣心氣一傷則心中之陽氣不藏而下泄也心與小腸相爲表裏故也又有年老體虚之人夜多便溺惟是下元虚冷不能約束所至若膀胱血衰夜多便溺者有矣河澗云血虚老人夜多便溺膀胱血少陽火偏盛者也法宜滋益腎水而兼補膀胱之血佐之收攝之味則頻數可愈不宜用温補之藥經又云病家屬熱亦宜制火因水不足故至火動而小便多也小便既多水愈虚矣治

宜滋水養血治其本也收之攝之治其末也又有陰痿之症者因是不能謹養精血耗散傷於肝陰所致經謂足厥陰之經其病傷于内則不起是也又有屬濕土制腎而成陰痿者經謂太陰司天濕氣下臨腎氣上從陰痿氣衰而不舉是也又有相火熾盛熬乾腎液火無水濟則腎本空虚而成陰痿是也又有年少人忽然陰痿而又不關色慾者此氣鬱不舒肝不能作強而振興所以陰痿難舉是也又有陰腫甚痛者多由風熱客於腎經不能宣散而腫發歇疼痛是也又有婦人陰冷肥盛者多是濕痰下流凝結不散阻其陽氣而成陰冷肥盛者也又有陰中

癢者或陰中生蟲亦能作癢又有陰汗自出而濕癢者此肝家濕熱不散所致又有陰縮者前陰受寒縮入於腹也陰縱者前陰受熱挺縱不收也經謂足厥陰之筋傷於寒則陰縮入傷於熱則挺縱不收陰縮者治宜補陽以制陰挺縱者宜壯水以濟火醫者豈可不察此以爲施治之法矣

小便閉辨案 附遺尿陰痿陽强

有人小便不通點滴不能出急悶欲死心煩意躁口渴索飲飲而愈急寸口脉浮數人以爲小腸之熱閉也誰知是心火之亢極乎夫心與小腸爲表裏心經熱極則小腸亦熱極而爲癃閉也

蓋小腸之能開闔者全責于心腎之氣相通也今心火亢極則清氣不降惟烈火之相迫所以小腸有陽而無陰何能傳化乎小腸既不能傳化膀胱何能越小腸以傳化耶治法瀉心中之火兼利其膀胱則心腎氣通而小便之氣亦通矣方用清心利水湯麥門冬去心一兩白茯苓五錢車前子三錢通草一錢白茯神五錢牡丹皮三錢蓮子心一錢水煎服二劑水出如注四劑全愈此方補心清心之藥在心既無太亢之虞在小腸又寧有不通之患況又有滑利淡滲之味以利其水則心氣自交於腎腎氣自通於膀胱何有癃閉之苦哉又方用加減八正散亦

劾滑石水飛三錢車前子三錢木通一錢麥門冬去心一兩炒黒梔子二錢白茯苓五錢瞿麥一錢萹蓄一錢甘草一錢燈心一錢水煎服

有人小便不通眼睛突出面紅耳熱口渴引飲煩躁不寧尺脉浮大而數人以爲心與小腸之火盛也誰知是腎中膀胱之火旺乎夫膀胱與腎爲表裏膀胱必得腎氣相通而後能化水是膀胱之火即腎中命門之火也膀胱無命門之火相溫不能化水何火盛反至閉結乎不知人身之火有正有邪膀胱得正火則水易分消膀胱得邪火而水難通利蓋膀胱爲太陽之經也太

陽最易入邪而亦能出邪也治法不必泄腎中之火但利膀胱之水則邪熱自散也方用導水散王不留行五錢澤瀉三錢白茯苓五錢白朮炒黑二錢水煎服一劑通利如故也此方逐水至神因用白朮以通腰臍之氣用茯苓澤瀉以利太陽之濕火又益之王不留行性速善走同用之以取捷何必張皇輕投迅利之劑而通其閉結哉又方用加減導赤散亦效生地黃一兩赤茯苓一兩牡丹皮三錢建澤瀉三錢車前子三錢玄參一錢

水煎服

有人小便閉結點滴不通小腹作脹雖脹而不痛上焦無煩躁之

形胸中無悶亂之擾口不渴舌不燥脉不數而微遲人以爲小水閉結于膀胱也誰知是命門之火寒不能溫其膀胱之氣乎夫膀胱者州都之官氣化則能出焉此氣卽命門真火之氣也命門之火旺而膀胱之氣亦旺自能滲水而相通命門之火衰則膀胱之熱亦衰不能氣化而滲水故成閉結之患耳或曰小水之勤者由於命門之火衰也今命門火衰正宜小便大利何反至于閉結而不開耶不知命門之火必得腎水以相養腎水衰而火乃旺火旺者水無力以相制也無水之火火雖旺而仍衰無火之水水欲通而反塞命門火衰而小水勤是衰之極者

勤之極也勤之極者必閉之極也人見其閉錯疑是膀胱之火命門之炎及用寒凉通利之劑愈損其真陽之火致使膀胱之氣益微何能化水改投瀉利之藥轉瀉轉虛愈利愈塞矣治法必須助命門之火然徒助命門之火恐有陽旺陰消之慮必須于水中補火則火生於水之中水即通於火之内耶方用八味地黃湯治之原熟地黃一兩山茱萸肉五錢牡丹皮三錢懷山藥五錢澤瀉三錢白茯苓五錢肉桂去皮二錢製附子二錢水煎服一劑而小水如注八味地黃湯乃水中補火之聖藥實利水之神丹也水中補火而火無太炎之懼火中通水而水無竭

澤之憂即久閉而至於胞轉以此方投之無不奏功于眉睫況區區之閉結哉此方加牛膝三錢車前子三錢名爲金匱腎氣湯更妙

有人小便不通目睛突出腹脹如鼓膝以上堅硬皮膚欲裂飲食不下獨口不渴尺脉浮大服甘淡滲泄之藥皆無効人以爲陽旺之閉也誰知是陰虧之極乎夫陰陽不可相離也無陰則陽無以化無陽則陰無以生若陰陽相平氣得以化何至小便之不通哉今服甘淡滲泄之藥皆陽藥也病是無陰而用陽藥宜乎陰得陽而生矣然而無陰者無陰中之至陰也陰中之至陰

必得陽中之至陽而後化小便之不通因其膀胱之不利也膀胱爲津液之府必氣化而始出是氣也卽陽中至陽之氣也原藏於至陰之中至陽無至陰之氣相合則孤陽無陰何以化水哉治法補其至陰之水以濟其至陽之氣則膀胱自化也方用補陰濟陽湯原熟地黃一兩黑玄參一兩原生地黃一兩牡丹皮五錢黑料荳皮五錢車前子二錢肉桂心三分水煎服一劑小便如湧泉再劑全愈此方全是補陰滋水之劑勝于涼八味湯者方中有知母黃栢皆苦寒瀉火之味以化水不若此方之化水爲當也論者謂病勢危急不宜用補劑以通腎且生熟二

地濕滯不增其閉濇之苦哉詎知腎有補無瀉倘用知母黃栢反瀉其腎氣不虛其虛乎何若用補陰濟陽湯善以生陰又能濟陽其亢炎危急之勢而變爲清涼安樂之境矣或謂用純陰之藥則至陽可化何必又用肉桂助陽之多事乎然而藥是純陰必得至陽之使以引入于至陽之內而氣化于頃刻也又方用全陰氣化湯亦効原熟地黃二兩大生地黃二兩玄參五錢白茯苓一兩製附子五分童便一盞水煎冲服更神

有人小便不出中滿作脹氣急甚渴右寸脉浮數投以利水之藥不應人以爲膀胱之火旺也誰知是肺氣熱極而失其清肅之

化乎夫膀胱者州都之官津液藏焉氣化則能出矣上焦之氣不化由于肺氣之熱也肺熱則燥乾津液金中清肅之令不行何能下輸膀胱之氣化乎每投以利水之藥益耗其肺金之液故愈行水而愈不得其水也治法急宜潤其肺氣助其秋令水自生焉方用加味生脉散治之人參五錢麥門冬去心一兩北五味子一錢天門冬五錢黃芩一錢水煎服二劑而水道通矣此方用生脉散加天冬補肺氣以生金即補肺氣以生水是矣何加入黃芩以瀉肺火不慮伐金以傷肺乎不知天令至秋而白露始降是天得寒以生水也人身肺金之熱盛不用清涼之

品何以益肺以生水乎此黃芩之所以宜加者也又方用霜露散亦効麥門冬去心二兩柿霜一兩玉露霜一兩嘉定天花粉三錢北沙參五錢水煎化服

有人飲食失節傷其胃氣遂至小便不通右關脉沉細而虛人以爲肺氣之虛而不能化水也誰知是中氣下陷不能升舉其氣之故乎夫膀胱之水必得氣化而後出氣升者即氣化之驗也小便之能通利而不閉者亦由中焦之氣旺也內經曰飲食入胃游溢精氣上輸於脾脾氣散精上歸于肺通調水道下輸膀胱豈非小便從中焦氣化而乎今飲食不節傷其中氣致使陽

氣下陷清氣不能上升濁陰亦不降矣故中焦者多氣之府也羣氣皆統之中氣之盛衰尤爲衆氣之盛衰也所以中氣一虛各經諸氣皆不能舉則九竅皆爲之不通豈獨一竅之閉塞而不通哉治法不必通利其水惟補中而升提其陽氣則小便自能通利也方用補中益氣湯治之人參二錢嫩黃芪蜜炙三錢白朮炒焦二錢當歸二錢甘草一錢廣陳皮一錢柴胡一錢升麻五分大棗三枚生薑三片水煎服一劑而小便通利再劑全愈此方用參芪歸朮以補其中土之衰陳皮甘草理氣而和中衛柴胡升麻從左右而升提其陽氣之不升中氣一升肺氣自

能降其清肅之令矣

有人交感之時忽然陰痿不舉百計引之終不能鼓勇而戰診人迎脉微細而緩人以爲命門之火衰而成陰痿也誰知是心氣不足之故乎凡人入房久戰不衰乃相火充其力也陰痿不舉自是命門火衰何謂是心氣不足不知君火一動相火翕然相隨君火旺而相火又復不衰故能久戰不泄否則君火先衰不能自主相火即聳恿于其旁而心中無剛强之意包絡亦何能自振乎故治陰痿之病必須上補心而下補腎心與腎之命門皆旺始能起其痿矣方用起痿丹人參三錢白朮炒焦五錢巴

戟天五錢嫩黃芪炙三錢北五味子一錢原熟地黃五錢肉桂心一錢遠志肉一錢柏子仁二錢山茱萸肉五錢鹿角膠五錢胡桃肉五錢水煎服四劑而陽舉矣再服四劑而陽旺也再服四劑陽久不衰也此方大補心腎之氣不十分去温命門之火而陽氣自旺世人不識補心以生火則心氣既衰單助其火火亢則焚心矣不識補腎以生火腎水既虧偏益其火火熾則損腎矣火焚心而心傷火熾水而腎損雖火旺何益于心腎乎又方用斑龍固陽丹亦妙人參六兩嫩黃芪炙八兩鹿茸二對燎去毛酥炙燥龜板膠四兩紫河車壯盛者洗淨酒煮二具焙燥

揀麥冬去心四兩北五味子一兩甘枸杞子六兩棗仁炒四兩巴戟天四兩於潛白朮土炒八兩遠志肉二兩肉桂心一兩製附子一兩原熟地黃八兩菟絲子淘淨酒拌炒八兩各為細末煉白蜜為丸每日用白滾湯送下五錢服一月陽自不痿矣

有人精薄精冷雖能交接然半塗而廢或臨門即泄右關尺脉大而遲醫人以為命門之火衰也誰知是脾胃之陽氣不旺乎夫脾胃屬土土得火而生脾胃之陽氣不旺仍是命門之火衰也蓋命門之火乃先天之真氣也脾胃之陽氣乃後天之生氣也後天之陽氣本生於先天之真火先天之真火不盛則後天之

元陽自衰後天之元陽既衰欲其氣旺而能固精薄而能厚烏可得乎治法必須補後天脾胃之土更補先天命門之火使火土兩旺庶几陽氣可固而精可温髓可厚矣方用火土兩固丹人參五錢於潛白朮土炒五錢山茱萸肉五錢菟絲子淘淨五錢懷山藥五錢破故紙炒三錢肉桂心一錢鎖陽三錢母丁香研五分胡桃肉五錢水煎服十劑精厚而不薄再服十劑精漸温煖服一月陽旺而不痿也此方温和脾胃燥濕而祛寒氣仍是補命門之火脾胃健旺濕氣去而精厚命門火旺寒氣散而精煖寒濕既去陰氣消亡元陽自固何至成痿怯之症哉又方

壯火固元丹亦効人參六兩於潛白朮土炒八兩嫩黄芪蜜炙八兩巴戟天六兩白茯苓六兩山茱萸肉六兩菟絲子淘淨酒拌炒六兩肉荳蔻麵裹微火煨二錢北五味子一兩肉桂心一兩縮砂仁二兩破故紙酒拌炒四兩南杜仲六兩懷山藥六兩杜芡實六兩建蓮子去心六兩各爲細末南棗煮去皮核同藥末擣爲丸每服五錢用白滾湯送下服二月陽事不痿而精煖不薄矣

有人年少之時因事體未遂抑鬱憂悶遂至陽痿不振雖舉而不剛心脉沉濇而細人以爲命門之氣寒也誰知是心火之閉塞

乎夫腎藏精與志者也志意不遂則陽氣不舒陽氣者即腎中之真火也腎中真火原奉令于心主心火動而腎火應之心火抑鬱而不開則腎火雖旺而不能應有似于弱而非弱也治法不可助命門之火止宜宣通其心中之抑鬱使志意舒泄陽氣一開而陰痿立起也倘助命門之火則火旺于下而鬱勃之氣不能宣通必有陽旺陰消之禍變生他症而不可救耶方用舒鬱宣志湯白茯神五錢鮮石菖蒲一錢甘草一錢白术炒三錢棗仁五錢遠志肉一錢柴胡一錢當歸三錢人參二錢懷山藥四錢肉桂心三分川貝母去心研二錢建蘭葉三張水煎服二

劑而心志舒再服二劑而陽事舉矣蓋此病原因火閉而悶其氣非因火衰而絶其燼故心氣一舒而痿陽立起矣又方用舒志娛心丹亦効人參二兩遠志肉二兩白茯神五兩石菖蒲一兩甘草一兩廣陳皮一兩菟絲餅六兩白术六兩砂仁一兩柴胡一兩棗仁四兩白芍藥酒拌炒四兩懷山藥六兩當歸身四兩酒拌炒神麯二兩製香附二兩各爲細末煉白蜜爲丸每服五錢用開水送下甚妙

有人天分最薄無風而寒未秋而冷遇嚴冬冰雪雖披重裘煖服其身不溫一遇交感望門流涕或見色而反痿診兩尺脉甚微

弱之極人以爲腎氣之衰也誰知命門之火亦微乎夫腎之命門雖是先天之氣而後天功用實可重培第命門藏于腎中乃無形之火也有形之火宜以火引火無形之火宜以水引火以火引火而火反不旺以水引火而火自振與此補命門之火與他火之不同也方用補水引火丹治之人參六兩巴戟天八兩山茱萸肉八兩原熟地黄十六兩製川附子二兩肉桂去皮二兩嫩黄芪十六兩鹿茸三兩麋茸三兩酥炙焙爆龍骨煅醋焠二兩棗仁四兩於潛白术土炒八兩北五味子蒸炒二兩肉蓯蓉漂淡乾者六兩南杜仲青鹽水拌炒六兩紫河車首生者洗

淨酒水煮焙燥六兩各爲細末煉白蜜爲丸每早晚各用五錢參湯送下服三月自然陽旺堅且久也此方乃填精之味補陰以補火也何加入氣分之藥不知氣旺而精始生使但補火而不補氣補陽而不補陰此是無根之火止能博旦夕之歡而不能邀久長之樂惟氣旺則精能固水壯則火亦壯水火相濟自然生生于不已耶又方用補火起陽丹人參五錢巴戟天五錢白朮炒焦五錢原熟地黄一兩甘枸杞子五錢製附子二錢肉桂去皮二錢母丁香碎五分肉蓯蓉漂淡五錢山茱萸肉四錢懷山藥四錢白茯苓三錢鹿茸酥炙焙燥研細末三錢水煎服

三月陽旺而精固也

有人中年之時陽事不舉雖婦女捫弄而如故即或振興旋即衰敗而精泄其左寸脉甚微人以為陽衰而不能舉也誰知是心包之火大衰乎夫心包之火相火也心包火旺力能代君行事若心包火衰心雖欲戰無奈臣下卧病氣息奄奄欲其奮身勤事其可得乎且心包之火與命門之火正相通也未有心包火寒而命門獨能熱者乎所以心包之火微每扶命門之火而其陽之不能振起者多矣治法宜温其心包之火則命門之陽自易旺也方用補心救相丹人參五錢肉桂心二錢巴戟天三錢

棗仁炒研五錢遠志肉二錢白茯神五錢良薑一錢製附子二錢栢子仁三錢嫩黃芪炙五錢當歸身三錢菟絲餅五錢鮮石菖蒲一錢水煎服十劑興趣再服二十劑而陽氣旺矣此方能治心包虛寒之病不止振舉其陽也方中雖治心包而亦能入命門以生陽而起痿也又方用振陽丹亦効人參三兩巴戟天六兩棗仁四兩麥門冬去心三兩菟絲餅六兩遠志肉二兩栢子仁三兩肉桂心一兩白茯神三兩甘枸杞子四兩嫩黃芪六兩當歸身酒拌炒四兩仙茅三兩白朮四兩懷山藥四兩紫河車壯盛者洗淨水酒煑焙燥二具陽起石火煅醋焠二兩九製

大何首烏八兩各爲細末煉白蜜爲丸每日早晚用白滾湯送下五錢服三月陽事振興矣

有人終日舉陽絶不肯倒然一與女合又立時泄精精泄之後隨又興起兩尺脉浮大而芤人以爲命門之火旺也誰知是腎水之衰極而陰不能濟陽乎夫陰陽原兩相平者也無陽則陰脫而精泄無陰則陽孤而勢舉二者皆能殺人彼此相較陰脫之症易于驟死陽脫之病雖則緩亡似乎驟死者難治緩亡者易醫而孰知陰脫之症其陽不絶補陽可以攝陰陽孤之病其陰已涸補陰難以制陽蓋陽生陰而勢速陰接陽而甚遲故脫陰

留陽者往往可援孤陽無陰者每每不救雖然陰根於陽補陽而陰可生安在陽不根陰而補陰即不能生陽乎使陽[illegible]不倒之人尚有一線之陰在則陰必可續而可生誰謂非死裡求生之法乎方用存陰濟孤丹黑玄參二兩大生地黃二兩山茱萸肉一兩北沙參二兩地骨皮一兩牡丹皮一兩水煎服四劑而陽不甚舉又服四劑陽又少衰再服四劑陽平如故後服亦味地黃湯調理而愈此方純是補陰退陽之藥更能涼其骨中之髓又恐過於純陰與陽有格碍之意復加山茱萸入陰中之陽使其引陰以制其太剛之陽氣真善於制剛之法也倘見其火

旺之極妄用苦寒以瀉之毋論水不可以臧火反激動其龍雷之怒陰不能入于陽之中陽反離于陰之外有不至於死亡而不可得也又方用補陰濟亢丹亦効原熟地黄二兩大生地黄二兩玄參一兩麥門冬去心一兩北沙參一兩黑料荳皮一兩山茱萸肉六錢水煎服久用自安

有人終日操心勤於誦讀作文之時刻苦搜索及至入房又復鼓勇酣戰遂至陽舉不倒胸中煩躁口中作渴兩目紅腫飲之以水不解寸口與尺脉浮大而空虛人以為陽亢之極也誰知是心腎二經之火齊動乎夫心腎之水火無一刻不交心交於腎

則腎火無飛騰之禍，腎交於心則心火無亢炎之憂。若終日勞心則心不交於腎，夜眠勞腎則腎不交於心，心腎兩不交則水火無既濟之平，一身上下無非火氣，於是心君失權，腎水無力，而命門與心包之相火相合，煎熬其骨髓，龍雷不能伏藏，火起而相應，因走於宗筋陰器之間，陽乃作强而不倒矣。此等之病至危之候也，非迅解二火，陽何能倒？然解火又禁用寒涼以直折其火，蓋二火乃虛火而非實火，惟有引火歸經，少兼微寒之品以退其浮遊之炎，則火自歸源，龍雷之火潛藏也。方用引火歸源湯：玄參一兩，麥冬去心二兩，丹皮五錢，北沙參一兩，大生地黃二兩川黃連一錢肉桂心一錢水煎服一劑而火少衰二劑而陽乃倒矣再服四劑而火乃定減黃連肉桂各用三分再服十劑兩火不動矣此方補陰以退陽補陰之中又得肉桂黃連同用以交心腎心腎合而真陰自生虛火自解矣况又有玄參生地之類盡皆退火之味仍是補水之品所以善能伏其龍雷之相火解其亢陽無陰之禍也又方用交濟丹亦效人參三錢原熟地黃一兩麥冬去心一兩丹皮五錢茯神五錢玄參五錢大生地黃一兩棗仁炒研五錢川黃連一錢肉桂心五分柏子仁四錢蓮子心一錢水煎服

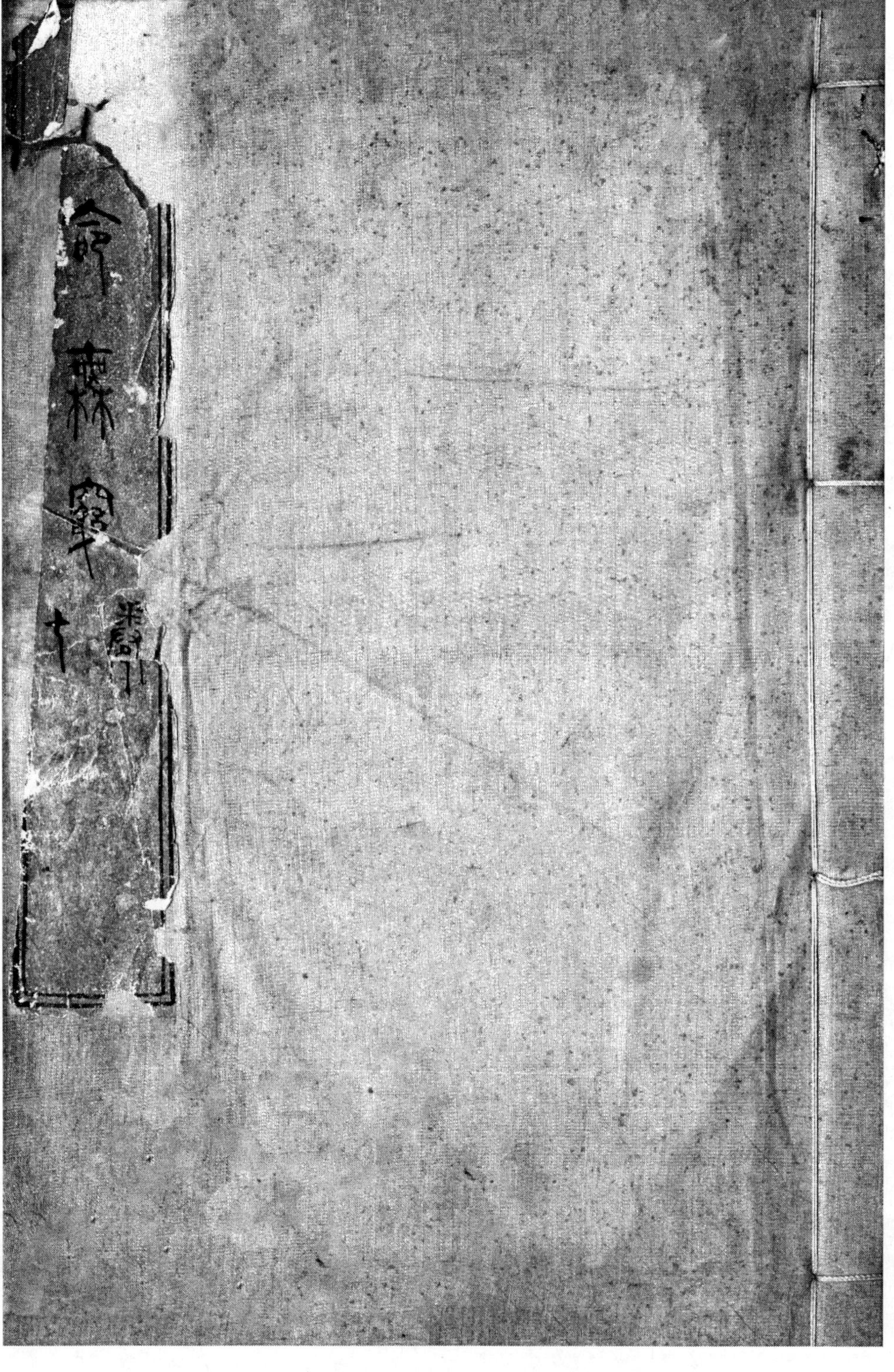

壽命無窮卷之七

喉痺論

咽喉者呼吸之門水穀之道乃一身之津要爲任脉所經之地又足少陰腎足厥陰肝之脉皆會於此是咽喉雖居於上焦而反爲諸陰所聚之處故善養者使水升火降則咽嗌清寧何能爲患不善養之人恣以厚味縱以房勞則陰中之相火妄動其火性炎上必傷上焦清寧之府則喉痺咽痛之症生焉内經曰一陰一陽結謂之喉痺一陰者手少陰君火心主之脉氣也

陽者手少陽相火三焦之脉氣也二脉並絡於喉氣熱則内結結甚則腫脹腫脹甚則痹痹甚則不通而死矣蓋手少陰少陽爲君相二火獨盛則熱結正絡故痛而速也夫君火者猶凡火也相火者龍火也凡火焚木其勢緩龍火焚木其勢速凡火可以水寒直折龍火不可以水寒直折當從其性而伏之其症雖立八名而一言可了者火也火氣上行而傳於喉之兩旁近外腫形似乳蛾一爲单蛾兩邊而腫者爲雙蛾比乳蛾差小者爲喉閉熱結於舌下復生一小舌子名曰子舌脹熱結於舌中舌爲之腫名曰木舌脹木者強硬而不柔和也舌近於咽嗌者謂

之喉風熱結於咽喉腫遶於外且麻且癢腫而大者名曰纏喉風喉閉暴發暴死者名曰走馬喉痺是也夫治之之法其症之輕者可以鹹要之而大者以辛散之如薄荷烏頭殭蠶白礬朴硝人中白之類是也至以走馬喉痺何待此乎然其生死反掌之間耳其最不誤人者無如砭刺出血血出則病立愈但人畏刺者多而不用此法委曲旁求瞬息喪命故治喉閉之火以救火同不容少待内經謂火鬱宜發之發謂發汗然喉中豈能發汗故出血者乃發汗之一端也嘗見喉閉不刺血喉風不去痰以致不救者多矣丹溪云喉痺大概多是痰熱或其人素有

涎飲酒過多忿怒失常或房事不節火動痰生壅塞於咽喉間所以內外腫痛水漿不入蓋飲酒過度者是胃火動也忿怒失常者是肝火動也房事不節者是腎火動也以致真陰虧損內熱口乾唇紅頰赤相火無制六脉細數而無力宜用壯水之主以制陽光則火自降若陰虛於下陽升於上頭熱足冷六脉微弱者宜用引火歸源之法熱藥冷飲見太陽之光則龍雷之火自伏切忌寒凉直折犯之即死然亦有火熱既盛又爲外風所鼓或爲外寒所束必有憎寒壯熱之候宜以解散清凉爲主使邪解而火自退若外無邪氣而但火浮上升者則宜清降切

忌升陽散風之藥又有喉癬一症其來也緩其去也遲先以喉中作癢面紅耳熱咽乾嗌燥嘶啞甚艱久者沿爛疼痛難忍最難調治皆尤陰虛不足火盛水衰而成非比喉風來速而去亦速也

喉痺辨案

有人感冒風邪一時咽喉腫痛其勢甚急兩邊作腫變成雙蛾脉皆浮數帶滑其症痰涎稠濁口渴呼飲疼痛難當甚則勺水不能下咽此陽火壅阻於咽喉視其勢若重而病實輕也夫陽火者少陽之火也少陽者爲右腎之火也腎火一動君火必來相

助故直沖於咽喉之間而肺脾肝三經之火聽命於君主而升借脾經之痰涎盡阻塞於咽喉結成大毒而不可解治法似宜連數經治矣然而其本實始於少陽之相火與少陰之君火專泄兩經之火而諸經之火不治而自退矣但咽喉之地近於肺少陽少陰既假道於肺經而肺經爲險要之地即狹路之戰場也安有舍戰場要地不解其圍能先搗其本國者乎所貴有兼治之法也方用牛旁子散黑玄參五錢天花粉三錢牛旁子炒研三錢犀角尖錢五分磨黃芩二錢桔梗二錢升麻錢五分牡丹皮三錢麥門冬去心五錢山荳根二錢甘草一錢燈心五

十段水煎服一劑而咽喉寬達服四劑而雙蛾盡消方中散少陽之邪者居其二散各經之邪者居其三清少陰與太陰之邪者有五少陰者心也太陰者肺也故心肺居上咽喉近於心肺所謂一飲下咽肺先承之是由近而以散遠也故治法重於心肺而各經其次也又方用解蛾散腫湯亦效射干一錢枳殼一錢當歸一錢桔梗二錢天花粉二錢山荳根一錢甘草一錢黃芩二錢麥門冬去心五錢牡丹皮三錢薄荷一錢燈心五十寸水煎服

有人一時喉忽腫大而作痛吐痰如湧口渴求水下喉少快已

又熱呼水咽喉長成雙蛾既大且赤其形宛如雞冠診尺寸脉浮大而滑數此喉痺之症即名爲纏喉風也乃陰陽二火並熾一乃少陽相火一乃少陰君火二火齊發其勢更暴咽喉之管難容二火亦不能遽泄遂遏抑於其間初作腫而後成蛾也蛾有二一雙蛾一单蛾也雙蛾生兩毒兩相壅擠中間反留一線之隙可通茶水藥劑尚可下嚥若单蛾則獨自成形反塞住水穀之路往往有勺水不能嚥者藥物既不可嚥氣道不通而死者甚多故单蛾重而雙蛾少輕也然則治法又從何路以進藥食而救其危亡哉急宜先用刺法一則刺少商等穴尚欠切

近莫若用峰利小刀直刺其喉腫之處必有紫血則喉腫少消即用吹藥以開之方名牛黃吹喉散人中白二分兒茶二分胆礬二分真西牛黃一分猪牙皂角燒灰末一分麝香三厘氷片一分為絕細末吹入喉中必大吐痰而腫消然後用煎劑治之方名除腫救咽丹黑玄參五錢麥門冬去心五錢山荳根二錢射干一錢天花粉二錢甘草一錢青黛一錢燈心五十寸水煎服一劑痛止再劑全愈若雙蛾不必用刺法竟用此方玄參為君實足以瀉心腎君相之火況佐之以山荳根射干花粉青黛之屬以祛邪而消痰又得麥門冬以清潤咽喉其痛自止也若

真陰虧損虛陽上浮脉雖大而無力者宜用加减甘露飲治之
原生地黄一兩原熟地黄一兩黑玄參五錢麥門冬去心五錢
天門冬三錢牡丹皮三錢川黄連二錢天花粉二錢桔梗一錢
肉桂三分水煎服四劑而腫痛消除也此方以養陰而制陽用
黄連而泄心火玄參肉桂實足以引浮遊之火歸於腎宫而咽
喉無二火之侵則關門肅清矣

有人咽喉腫日輕夜重喉間亦長成蛾宛如陽症但不甚痛而咽
喉之際自覺一線乾燥之至飲水嚥之少快至水入腹而腹中
又不安吐涎如水甚多將涎投入清水中即時散化爲水診六

脉極反微弱人以爲陰火盛而生蛾也亦用瀉火之藥不特杳無一驗且反增其腫甚致勺水不能下嚥者蓋此症爲陰蛾也陰蛾則日輕而夜重若陽蛾則日重而夜輕矣斯少陰腎水盛則火得水而共安於腎宮自無炎上之虞若腎水一衰腎火無可藏之地勢必直奔而上炎於咽喉也治法宜大補其腎水而加入補火之味以引火歸藏於腎宅則喉腫自退矣方用加減八味湯治之原熟地黄一兩懷山藥五錢山茱萸肉五錢麥門冬去心炒五錢白茯苓四錢牡丹皮四錢建澤瀉四錢肉桂去皮二錢水煎服一劑而虚火下降再劑而喉腫漸消再二劑[illegible]

蛾盡化也此方用熟地茱萸味厚者也經曰味厚爲陰中之陰故能滋少陰補腎水澤瀉味甘鹹寒甘從土化鹹從水化寒從陰化故能入水藏而瀉腎中之火丹皮氣寒味苦辛寒能勝熱苦能入血辛能生水故能清手少陰心君之虛熱山藥茯苓味甘者也甘從土化土能防水故用之以制水藏之邪且益脾胃而培萬物之母也故水衰不能制火者六味地黃湯主之然腎獨非水也命門之火竝焉又加入肉桂之辛熱壯其少火則火自歸源況有麥冬重滋其肺金以生水而濟火金水相資則咽喉無乾燥之虞而肺金有清肅之益也又有入畏肉桂之氣而

畏服另將何方以代之可用引火下行湯原熟地黃一兩麥門冬去心五錢巴戟天三錢北五味一錢白茯苓四錢懷牛膝三錢當歸身四錢水煎服二劑而陰火下降服四劑咽喉之腫痛消再服二劑陰蛾盡散矣此方重用熟地大補其少陰腎水麥冬五味滋其太陰肺金使金旺水生子母原有相生相養之樂又加入巴戟之溫而補少陽之真火則真水真火自能既濟更增當歸之溫補其血液而有所歸也又益之茯苓牛膝前導下行則水火同趨而共安於腎宮不啻有琴瑟之和諧矣然而前方用六味而加肉桂仍是補水之藥而少兼補火之味使火歸

源之妙法也今爲病者所惡而改方不知此等之症因水之不足而火乃沸騰故仍以重用補水之地黄而佐以補火之巴戟天而代肉桂者此方也

有人咽喉乆而疼痛時時乾燥喜冷飲飲後又乾燥診尺脉大而數氣口脉亦大而無力人以爲肺熱之故誰知是腎水之涸竭乎夫肺金生腎水者也肺金之氣旺則清肅而自能下生腎水惟是肺氣虚則肺中之津液自養不敷而無如腎水大耗日來取給則剥膚之痛烏能免乎況腎主五液腎虚則相火炎上燔爍其津液故咽喉乾燥而作痛也咽喉者肺之道也欲救肺之

乾燥必先救腎之枯涸欲救腎之枯涸仍須大滋肺金之氣則乾燥疼痛自除也方用金水兩富湯原熟地黃一兩原生地黃一兩天門冬五錢麥門冬去心五錢北沙參四錢地骨皮三錢牡丹皮四錢黑料荳皮三錢柿霜三錢水煎服一劑而乾燥少潤四劑而疼痛少止十劑而咽喉燥痛皆除也生熟二地救腎陰之枯涸也天麥二冬柿霜滋肺金而救腎母之乾燥也牡丹皮清少陰之火不來干肺也黑荳皮地骨皮制少陽之火不來耗水也更加北沙參以全各臟之陰則肺金自無焦焚之迫肺氣清肅而咽喉自愈也又方用金水相滋湯亦効原熟地黃一

兩山茱萸肉五錢天門冬五錢麥門冬去心五錢黑玄參三錢地骨皮三錢嘉定天花粉二錢牡丹皮三錢北沙參四錢肺霜三錢水煎服

有人生喉癬於咽門之間以致咽喉疼痛脉皆細數其症必先作癢面紅耳熱痛不可忍其後則嗽唾之間時覺乾燥必再加嗽唾而後快久則成形而作痛如楊梅之紅瘰或癢或痛而爲癬矣夫癬必有蟲咽喉之地豈容生蟲世人往往得此病恬不爲意到不能治而追悔於失治也不其晚乎此症因腎水之衰以致相火上行而肺經又燥清肅之令不行水火無既濟之歡金

火有相刑之勢兩相戰爭於關隘之間致成此症治法仍須補腎中之水而更益其肺金之氣以大滋其化源兼用殺蟲之味以治其癖庶幾正固而邪散蟲亦可以盡掃也方用化癖神丹黑玄參五錢麥門冬去心五錢百部一錢紫菀一錢白芥子一錢大力子研一錢北五味子五分白薇一錢甘草五分柿霜三錢水煎服二劑而疼痛少減又服四劑而癖中之蟲盡死矣即不可仍用此方另用金水潤喉丹原熟地黃五錢麥門冬去心五錢山茱萸肉二錢薏苡仁三錢原生地黃五錢桑白皮一錢川貝母去心研二錢甘草一錢柿霜三錢水煎服連服十劑而

喉中之癢痛俱除矣方中再加肉桂少許空心冷服實爲善後之策此爲萬舉而萬全也蓋從前多用微寒之藥恐致脾胃受傷加入肉桂以補火則水得火而無氷凍之憂土得火而有生發之樂下焦一温而龍雷之相火伏藏於腎宫則上焦自然清凉也又方用白薇漱口散亦妙白微二錢麥門冬去心五錢款冬花五分桔梗三分百部一錢川貝母去心研一錢原生地黄五錢甘草五分水煎湯漱口服日服一劑服十日蟲死矣後用滋水潤肺之劑調理則喉癬可全功也

有人生長膏粱素耽飲酒勞心過度致咽喉臭痛難聞兩寸與胃

脉大而數入以為肺氣之傷乎誰知是心火太盛移熱於肺金乎夫飲酒過者則傷胃胃氣薰蒸宜乎肺氣之熱矣然而胃火雖薰於肺而胃土實有生金而斷無傷金之理也惟勞心過度則火起於心肺乃受刑矣況君火一動胃火不得不隨君主而上炎於咽喉之路自然涕唾稠粘口舌乾燥氣腥臭而痛症成矣蓋心主五臭入肺為腥臭者又何疑乎方用息炎清心湯麥門冬去心五錢牡丹皮三錢天門冬三錢原生地黄五錢桑白皮二錢黄芩炒淡一錢天花粉二錢桔梗一錢川貝母去心研二錢柞木枝二錢鮮竹葉三十張水煎服連服二劑而咽痛矣良

再服四劑而腥臭除再服四劑而咽喉之症不再發矣此方治肺而兼治心治心而兼治胃者也因膏粱之人其心肺之氣血以胃土原是空虛若不滋益其氣血而但瀉其火未有不傷其胃氣而反增火熱之焰矣今補肺以涼肺補心以涼心補胃以清胃而火自退舍則心胃有清寧之樂肺之咽喉自然得潤澤之歡矣又方用黃連解腥丹亦効川黃連一錢黃芩泡淡一錢麥門冬去心五錢天門冬三錢原生地黃五錢黑玄參三錢紫菀一錢嘉定天花粉二錢北沙參三錢石膏碎二錢鮮竹葉五十片水煎服

有人咽喉腫痛食不得下身發寒熱頭疼且重大便不通脉弦而緊人以爲熱盛而成喉閉之症也誰知是外感寒邪而痰涎閉其咽喉之路乎治法理宜用小柴胡湯加减以散其寒邪而咽喉之腫痛即解矣白茯苓五錢半夏製二錢廣陳皮一錢柴胡一錢白术炒焦二錢當歸二錢蘇葉一錢薄荷一錢甘草一錢生薑三片水煎服一劑而寒熱止咽痛减再劑而喉腫全除也方中以分理陰陽之氣而開豁咽嗌之痰又解散表裏之邪肺道清肅則咽嗌之症盡除矣然有人於疑慮之間不敢信爲寒以用祛寒之藥獨不可外治以辨其寒熱乎法用木通一兩葱

十根煎湯浴於火室中如是熱病身必有汗而咽喉之痛不減也倘是感寒雖是湯火大熱淋洗甚久斷然無汗故用解表散寒之藥果然得汗而咽痛立止也此法辨寒熱最確不特拘之以治感寒之喉症也又方用散寒去腫湯亦妙蘇葉一錢白茯苓三錢半夏製二錢廣陳皮一錢甘草一錢白朮炒焦二錢桔梗五分麻黃五分生薑三片水煎服

齒痛論

夫齒者骨之餘髓之所養也骨髓堅固則齒牙無疼痛之患素問云八歲腎氣實齒更五八腎氣衰髮墮齒枯又云腎熱者色黑而齒槁少陰終者面黑齒長而垢故隨天癸爲盛衰故水盛則涼涼則骨必堅固水不足則熱熱則齒根浮動而作腫作痛之端有風痛有火痛有寒痛有蟲痛有牙宣有牙疳者之不同蓋人之齒牙屬於五臟之分在辨案中詳明矣牙卽骨也骨不能無痛其痛者牙根筋肉也如熱兼外邪乘虛入聚爲涎爲液與氣血相搏則腫而痛也有風者必惡風遇風必甚口吸冷風

其痛難忍有寒者必筋急袒脫疼痛遇寒惡寒故大寒犯腦者腦痛則齒亦痛多喜熱飲而痛緩又喜熱物熨盪而疼少止亦有陽明胃經虛不耐風寒者亦惡寒畏熱者頭面發熱而喜冷飲口吸涼風熱則甚寒則止有兼熱兼寒或寒多熱少或熱多寒少皆以飲冷飲熱之可分別也又有蟲牙作痛者因熱甚生風風積於久與濕熱之氣相合而生蟲蝕其根而作痛牙必漸損蝕齒至斷甚致膿爛汁臭曰齒蟲又有血出而痛者血遇火則沸溢而出血名曰牙宣又有牙齒挺長而痛者亦由熱氣入於牙床之間而不得泄故作膿血血竭齒削故牙根露而挺長

作痛也少陰腎氣熱者亦然又有牙齒動搖而痛者尤陽明脈虛氣血不榮於齒或有腎虧髓乏齒無所養故搖動而痛也又有齒歷蠹而痛者亦尤髓虛水衰氣血不榮故齒黯黑長而踈缺謂之歷齒亦有濕蒸熱瘀者亦然又有牙浮而痛者尤腎氣不足虛陽上升痛不能嚼物者也又有小兒真陰未成而火熱熾盛而臭爛者名曰牙疳又有牙齗肉脫而作痛者屬於胃火盛也又有牙踈脆落者腎中之相火也名雖總總蓋究其實由一火之不濟也大抵補腎水者知其本也清胃火者知其標也踈風邪者知其權也

齒痛辨案

有人牙齒痛甚不可忍涕淚俱出者此乃臟腑之火旺上行於牙齒而作痛也治法不瀉其火則不能取効然其火症不一有虛火實火陰火陽火左寸脉數者心包之火也右關脉數者脾胃之火也左關脉數者肝經之火也右寸脉數者肺金之火也左尺右尺脉數者腎中之火也同一齒痛外形何以別之不知諸經在齒牙之間各有部位又當明之其牙床肉總屬胃土牙齒猶如木栽土上土涼則根固土過熱則枝本焦搖其兩門牙上下四齒同屬心包也門旁上下四齒屬肝木也再上下四牙乃

胃土也再上下四牙乃脾陰也再上下四牙乃肺金也再上下之牙乃腎經也大牙亦屬腎腎經有三牙齒多者貴治病不論多寡總以前數分别臟腑其治多驗火既有如許之多而治火之法似宜分經以治之矣雖然今有統治之方見何經絡之火加而用之實有神功方用二陰濟火丹生地黄五錢黑玄參五錢二味爲主方水煎服無論諸火投之必效再察其爲心包之火者加黄連丹皮燈心察其爲肝經之火者加黑山梔柴胡白芍察其爲胃經之火者加竹葉石膏青蒿察其爲脾經之火者加知母竹葉白芍察其爲肺經之火者加黄芩麥冬花粉察其

齒痛

爲腎經之火者加青鹽澤瀉丹皮服一劑而火輕再劑而火散四劑而火盡退矣夫火既有虛實不同何以一方而均治不知火之有餘實水之不足也今滋其陰則陽火自退内經曰無陰則陽無以降況玄參能瀉浮遊之火生地亦能清無根之火二味瀉中有補故虚實咸宜而治法之巧亦得其要者也況又能察五臟之脉辨各經之火而加入各經之藥有不取効如神者乎或問火生於風牙齒之疼未有不兼風者治火而不治風恐非妙法不知火旺則招風未聞風大而生火人身苟感風邪則身必發熱惡風畏風外形自見斷無風止入牙而獨痛之理況

火病而用風藥反增其火熱之勢是止痛而愈添其痛矣或疑膀胱有火膽經有火小腸有火大腸三焦俱有火何其遺之而不言不知臟病則腑亦病腑病則臟亦病治臟不必治腑瀉腑不必又瀉臟況膀胱膽與小腸三焦俱不入於齒牙故畧而不談也

有人多食肥甘齒牙破損而作痛如行來行去者乃蟲痛也夫齒乃骨之餘其中最堅何能藏蟲乎不知過食肥甘則熱氣在胃胃中熱盛而生風風熱積久以濕氣相合聚而不散蟲乃生矣初則止生一二蟲藏於齒縫中久則蟲漸蕃衍而蝕其齒根遂

致墮落又蝕餘齒往往有終身之苦者此等之痛必須外治若用内治之藥蟲未必即殺而臟腑先受傷矣方用五靈至聖丹

五靈脂三錢白薇三錢北細辛五分骨碎補五分各研爲細末麝香一分同前末藥和均先用滾湯含漱齒至净然後用前藥末五分滾水調如稠糊含漱齒半日至氣急難忍吐出如是者三次痛止而蟲亦死矣斷不再發蓋齒痛原因蟲之爲患也五靈脂白薇麝香善以開竅最殺蟲於無形加入細辛以止痛同骨碎補以透骨引五靈脂白薇麝香直進於骨内則蟲無可藏盡行勦滅蟲死而痛自止也又有外治薰法取蟲最妙其法用

瓦片一塊如茶杯大燒紅將乾韭菜子錢許放瓦片上隨即用竹管上口小如筆管下口放大如漏斗樣罩在瓦片上使烟直透於管口上薰注痛處蟲不能留隨烟而出蟲可立見也外治既明豈無内治之法乎方用殺蟲安寧飲黑玄參五錢生地黄五錢骨碎補去毛切片三錢麥門冬去心三錢天門冬三錢白薇一錢雷丸碎一錢百部一錢水煎飽服四劑蟲亦可驅其内治之藥緩不若外治之速也

有人牙痛日久上下牙床盡腐爛至飲食不能用日夜呼號右關脉洪數之極此乃胃火獨盛有升無降之故也蓋人身之中惟

胃火最烈火既升於齒牙而齒牙非藏火之地於是焚燒其牙肉之間初起紅腫久則腐爛以至飲食不便下也治法不用先治齒牙宜重瀉陽明之火而救其胃土也方用竹葉石膏湯加減濟之麥門冬去心五錢青蒿五錢白茯苓三錢知母二錢半夏製一錢葛根一錢石膏一兩鮮竹葉一百片水煎服連服四劑而火退能用飲食矣然後再用二陰濟火丹加麥門冬去心三錢青蒿二錢白茯苓三錢鮮竹葉五十張水煎服四劑以收全功也石膏湯以瀉陽明之火用之足矣何加入青蒿葛根也不知石膏但能降而不能升增入二味則能引石膏之性至於

齒牙以逐其火而青蒿葛根尤能退胃中之陰火所以同用之而取效也又方用救胃除炎湯亦效麥門冬去心五錢荊芥炒黑一錢五分知母二錢黑玄參五錢升麻二錢甘草一錢天花粉二錢白茯苓三錢犀角鎊三錢石膏一兩蘆根一兩水煎服比前方更勝

有人牙齒疼痛至夜更甚呻吟不卧兩尺脉大而緊此腎火上沖之故也左尺脉大而緊者腎氣虚寒也右尺脉大而緊者命門火衰也惟其水火皆虧陽氣不能安於腎宫勢必上升浮遊於齒牙而止正是龍雷之火至冬則地下溫煖而龍雷之火蟄藏

春氣發動則地底寒冷而不可蟄藏乃隨陽氣而上升矣至於夜分痛甚者尤腎水主事水不養火而火自作祟下乃虛寒而上假熱也治法急大補其腎中之水而益以補火之味引火歸源則火有水養水有火溫自然快樂而不至於虛陽上越矣方用八味地黃湯加味治之原熟地黃八錢山茱萸肉四錢懷山藥四錢白茯苓三錢牡丹皮三錢建澤瀉三錢川附子製一錢肉桂去皮一錢骨碎補去毛切片三錢川牛膝三錢水煎服一劑而痛止再劑而痛盡除也蓋六味地黃湯原是補水之仙丹肉桂附子補火之神品若但補水補火之藥不先入齒中則痛

之根不能除所以加入骨碎補以透於齒骨之中而後水火直達於腎陰之內再加牛膝引虛火下降龍雷自返於本宮此接本塞源之妙法耳又方用水火兩濟丹亦効原熟地黃一兩大生地黃五錢黑玄參三錢肉桂一錢大車前子二錢懷牛膝三錢骨碎補去毛碎二錢當歸三錢水煎服一劑而齒痛減再劑全愈矣

有人上下齒牙疼痛難忍閉口少輕開口更重人迎與右關脉浮數人以爲陽明胃火也誰知是風火相搏於陽明太陽二經乎此病得之飲酒之後開口向風而卧風入於齒牙之中留而不

出與在内之火相煽初小疼而後大痛也論理重以祛風瀉火爲是然而瀉火與散風之藥過者必耗人元氣蓋邪因正氣之怯而留於齒牙作祟也今又耗其氣則氣愈虚邪氣愈勝轉不肯出疼終難止也古人有用灸法甚神灸其肩尖微近骨後縫中小舉臂取之當骨解陷中灸五壯即愈但灸後項必大痛良久乃定而齒疼永不發矣然人往往有畏灸者可用定痛散風湯生地黄五錢麥門冬去心五錢黑玄參三錢當歸三錢天花粉二錢葛根一錢細辛五分荆芥一錢白芷五分升麻五分石膏碎三錢露蜂房一錢水煎服一劑而痛輕二劑而痛止古方

有用梧桐淚最妙但此藥真則甚少此方清陽明之火者十之三滋陰行血者十之五祛風散火者十之二清陽明者救其胃也滋其陰者則太陽之火易降也行其血者則二經之風自藏也風火既清上下齒牙之痛有不頓愈者乎又方用柴芍青蒿散亦効柴胡一錢葛根一錢青蒿三錢白芍藥三錢白芷五分北細辛五分黑玄參三錢骨碎補去毛切片二錢牡丹皮二錢石膏碎三錢水煎服

有人上下齒痛甚口吸涼風則暫止閉口則復作痛脉細數而沉人以爲陽明之火盛也誰知是濕熱壅於上下之齒而不散乎

夫濕在下易散而濕在上難祛治濕不外乎發散利小便也水濕下行其勢順水濕上散其勢逆今濕熱感於齒牙之間散之尤難以飲食之水皆從口入必經齒牙日以不能缺濕而重濕乎濕重不散而熱且更熾矣所以經年累月而痛無寧已治法必須上祛其濕熱下利其小便當佐之以散風之味則濕熱之痛自解者何故然不知風能燥濕熱得風而清涼故口吸涼風其痛暫止譬如天氣悶熱地土潮濕必得涼風所吹則悶熱自解而地土亦涼燥也方用上下兩疏湯治之白茯苓五錢薏苡仁五錢白术炒焦二錢建澤瀉二錢荊芥一錢防風一錢升麻

五分白芷五分柴胡五分燈心五十寸水煎服四劑而濕熱盡解風邪亦盡散也此方茯苓薏苡仁白朮澤瀉燈心原是上下分水之神藥又得荊芥防風升麻柴胡白芷風藥以散風燥濕兼能散火風火既散則濕邪無黨安能獨留於齒牙之間而作祟也

口舌論

夫舌者心之屬素問曰心在竅爲舌舌乃心之苗也心和則舌知五味又曰心脉摶堅而長當病舌捲不能言其舌之中火屬手少陰心也舌本屬足太陰脾也舌下廉泉穴屬足少陰腎也又爲諸經之所貫屬其病或爲七情六淫臟氣不和而成其證有舌腫而痛者有舌裂生瘡而痛者有舌中出血者有舌本強而不能言者有舌捲縮而不語者有重舌木舌者有舌出而不收者有舌萎者之不同當分虛實而治如見發熱舌乾作渴飲冷畏熱便閉此腸胃之實火也如口渴飲湯食少體倦舌上狀

若無皮此心脾之虛熱也又有鬱怒不解寒熱往來口苦舌裂咽嗌乾燥此肝經血傷火動所致也又有午後熱甚口乾舌痛足心大熱此腎水不足腎火無制陽乃上升故口舌作痛也又有四肢寒冷喜熱飲食惡寒舌痛或痰甚眼赤此命門火衰上假熱下真寒也又有思慮過度口舌生瘡咽嗌不利食不知味此脾經血傷火動而成也又有心肝二經之火亢盛壅於舌絡而血出者爲之舌衄又有邪風所中或心脾甚熱以致痰涎壅塞舌本強硬語不能出者此中風之症也又有濕熱以風邪相搏舌捲不能言者經曰邪客於少陽令人喉痹舌捲手不及頭

又云少陽之經筋其病肢痛轉筋舌捲又云肝絶舌捲唇青卵上縮又有舌縱者尤胃中熱甚則蚘不安而動蟲動則胃氣緩胃氣緩則廉泉穴開故涎下而多唾也又有舌下盡根處生出一小舌子名曰重舌此乃心經熱極所致也又有舌脹滿口不知痛癢舌硬而不柔和名曰木舌不急治殺人亦尤心經熱甚而成也又有心氣素虛或遇驚觸致舌出而不能收進者亦尤少陰心熱而得也又有舌萎難伸尤心脾虛寒之極氣血不榮於舌則舌萎而不能言者此心脾衰憊已極誠不治之證也醫宜識之

口舌辨案

有婦人產子艱難舌出不能收其脉散亂人以爲舌脹之病也誰知是難產心驚之故乎夫舌乃心之苗心氣安而舌安心氣病而舌亦病焉產子而胞胎已破子不能產欲顧子而母命難保欲全母而子命恐傷其心中驚惶自必異於常時心氣既動心必不寧然而胞胎之系原通於心況產子艱難必傷氣力故氣也力也亦皆出於心產既不易心爲之懼故子下而舌於出也舌出不收心氣過升之故治法必須降氣爲主古人有以恐勝之者然舌出由於心驚復因驚又增其恐則恐亦傷心氣矣雖

舌驟收未必不隨收而隨出也故降氣之中必須補心安神而不可復增其恐又不可動其怒怒則氣上故耳然又更不可因心火之動而純用清涼之味以降火則血遇寒涼而瘀滯以致發熱多端變證蜂起其害有不可勝言矣方用鎮心安神丹治之全當歸一兩人參二錢白茯神三錢硃砂研細水飛一錢不可見火鮮石菖蒲一錢牡丹皮三錢益母草二兩煎湯代水煎濾去渣加童便半盞同硃砂沖入含漱久之然後嚥下一劑即收二劑全愈此方用全當歸益母草以入陰而補血行血破滯之能亦產後必用之妙品加硃砂茯神以鎮心而安神定驚又

得人參之補氣以生耗散之元神使其氣旺則陰自生又益之以丹皮童便菖蒲引心經之火下走於膀胱之路心氣安寧舌自收矣何必增其恐懼而氣始下哉又方用收舌丹亦効人參三錢麥門冬去心二錢牡丹皮二錢懷牛膝三錢北五味一錢柏子仁三錢白茯神三錢鮮石菖蒲一錢肉桂三分全當歸五錢水煎濾去渣硃砂研細水飛一錢童便清白者半盞沖入和服二劑全愈

有人舌下牵強手大指次指不仁兩臂麻木或大便閉結或皮膚赤暈脉沉而弱人以爲風熱之病也誰知是惱怒傷肝鬱而成

者乎夫舌本屬陽明胃土而大腸之脉散居舌下舌下牽強是陽明胃與大腸之病也然非無因而致因肝氣不伸木乘土位則土虚而不能運化穀食故氣血失養於臂指經絡之間則麻木不仁之症生矣臂指經絡既於失養焉能外潤於皮膚此亦暈之所以起也其脉沉弱者氣鬱不能發越必下尅於中土耗其胃中之精華不能榮潤乎大腸所以閉結其大便也治法必須健土而潤腸胃又宜平肝木以補血液則舌自柔和而無牽強之患矣方用八珍湯加减治之人參二錢白术二錢白茯苓三錢甘草一錢生地黄五錢白芍藥五錢當歸身三錢柴胡一

錢槐米一錢廣陳皮五分半夏製一錢水煎服二劑輕四劑又輕十劑全愈八珍湯原是平補氣血之神方加入柴胡同白芍以舒肝氣加入槐米以清腸中之火則大腸無閉結之虞增入半夏陳皮能開痰而解鬱痰鬱既開解則胃土之氣自旺胃氣一旺而轉輸倍速則舌之伸縮自利也又方用順養丹亦効當歸身五錢白茯神三錢黑玄參二錢牡丹皮二錢香附製一錢栢子仁二錢北沙參三錢遠志肉一錢麥門冬去心三錢甘草一錢白芍藥三錢龍圓肉五錢水煎服十劑全愈

鼻證論

鼻者肺之屬經曰五氣入鼻藏於心肺心肺有病而鼻為之不利也其足陽明脉之所起經曰陽明脉起於鼻之交頞中謂之明堂則十二經三百六十五絡氣血皆上走於面而走空竅其宗氣出於鼻肺氣亦通於鼻也其證有鼻塞而不知香臭者有遇寒遇熱遇風而塞者有塞久而成齆者有鼻鼽者有鼻淵腦漏者有鼻結瘜肉者有鼻中生瘡者有鼻痔蝕者有鼻乾無涕者有鼻中痛甚不止者有鼻赤成齇者有鼻紫黑之不同耳有鼻塞而不知香臭者因風邪客於皮毛閉其出入之道痰塞兩

孔而香臭不知矣皮毛者肺之屬也肺氣通於鼻故鼻氣不利也又有鼻齆者由風寒客於頭腦冷氣停滯邪與津液相搏變成膿涕結聚而爲齆也又有外寒欝之於久最喜熱惡寒遇寒便塞蓋肺冷則氣閉而不能攝液故清涕自出謂之鼻鼽也又有熱甚而流清涕者尤肺熱似以火煉金熱極反兼水化如熱甚汗出者然又有飲食勞倦七情内傷真氣不能上榮於鼻東垣云陽氣宗氣皆胃中生發之氣若飲食不節七情勞役内傷脾胃生發之氣既乏其榮運之道真氣不能上升邪塞空竅故鼻氣爲之不利也又有鼻淵者謂鼻出濁涕也經曰膽移熱於

腦則辛頞鼻淵傳爲衄衊目瞑蓋腦熱則液下滲而爲濁涕太陽陽明脉熱而盛薄於頞故鼻痛也熱甚則陽絡溢而血出血出則不能養目而目瞑或腸胃素有痰火積熱濁氣薰蒸鬱結既久而爲涎涕河澗謂火熱極消爍致之亦有風冷相搏壅塞氣道而鼻痛不止也又有鼻中結瘜肉者由膏粱厚味濕熱積久燔灼於内風寒外束遂使孔道壅塞升降妨碍痛難忍也又有鼻中生瘡者尤風火熾盛濕熱薰蒸而成亦有瘡疾將散暑邪發泄於外瘡愈而鼻中生瘡也又有疳蝕生瘡者由濕熱之氣相合外風所聚積久而生蟲瘡中作癢作痛也又有鼻乾無

鼻證

涕者由火熱亢極消爍其液而鼻乾無涕也人有赤鼻成皶者亦由熱氣在肺怫鬱於鼻而赤也或飲酒過度濕熱不散而鼻中左右沿怫則生紅疹紫黑者爲酒皶鼻也又有鼻生紫黑者皆由血熱遇寒汗濁凝滯而然至於鼻色青黄者小便淋閉也微白色者亡血過多也赤色甚者血熱腹痛也鼻孔黑燥無涕如煤而滑者肺氣絶也鼻孔扇者肺氣衰而危險病也鼻孔仰起而鼻冷如氷連兩顴者亦危證之不治也故表而識之

鼻證辨案

有人無端鼻流清水久者流涕又久者流黄濁之物如膿如髓腥

臭不堪聞，流至十年而人死矣。診左關與氣口脉皆浮大而數
人以爲鼻淵腦漏病也此症得之飲酒太過臨風而卧風入膽
中膽中非藏風之地其邪不能外泄遂移其風熱於腦中也經
曰膽移熱於腦則辛頞鼻淵夫腦熱則液下滲而爲濁涕從鼻
而出也其腦之竅通於鼻而膽之氣何以通於腦而酒之氣何
以入於膽耶凡善飲酒者膽氣必旺且多呼號故酒先入膽而
膽不勝酒即不及化酒而濕熱存於其中矣夫膽屬木而主風
風必歸膽膽不能藏隨酒之熱氣而上行於頭中頭無可藏風
熱之處故遇穴即入況膽與腦原是相通腦之穴大於膽遂樂

於相安居之而不肯散迨居腦既久風火熏動動極思遷又尋竅而出乃順趨於鼻矣風熱淺而涕清風熱深而涕濁愈久愈流而愈重後則涕乾而流腦髓腦髓流盡人即死矣治法必須治腦然治其腦必仍治其膽者探源之治也方用探淵湯治之

當歸頭身一兩玄參五錢黑山梔二錢辛夷花一錢川貝母去心研二錢柴胡一錢葛花一錢水煎服一劑涕減再劑涕又減三劑涕止去辛夷花加生地黃五錢白芍藥三錢白茯苓三錢調理十數劑而全愈矣蓋辛夷最能入膽引當歸以補腦之精氣引玄參以解腦之火邪加葛花以解酒性之熱毒加柴胡梔

子以舒膽中之鬱熱則膽不來助火而補氣自能受益也或疑當歸過於多用不知腦髓盡出不用大補則腦之精髓不生辛夷耗散之物非可常用也故秉其引導重用當歸爲主以補腦添精不必日後之再用倘後日減去辛夷即重用當歸無益矣此用藥先後之機又不可不識也人疑當歸之不可多用者不過嫌其性滑有妨於脾耳誰知腦髓直流之人必髓不能化精者也精不能化則精必少精少則不能分布於大小經絡腸胃之間必成乾涸之苦然用當歸以潤之正其所喜何慮之有哉

又方用止流丹亦効當歸頭身一兩麥門冬去心一兩白茯苓

五錢白芍藥五錢生地黃五錢桔梗一錢辛夷花一錢黃芩二錢天花粉二錢柞木枝二錢水煎服

有人鼻流清涕經年而不腥臭氣口脉遲無力人以爲腦漏之病也誰知是肺氣虛寒非腦漏症夫腦漏即鼻淵也原有寒熱二症不止膽熱而成之也然同是鼻淵而寒熱何以分乎蓋涕臭脉數或浮洪者熱也若涕清而不臭脉遲或沉緊者寒也熱屬實熱寒屬虛寒滋但流清涕而不腥臭脉遲無力者正虛寒之病也熱症宜用清凉之藥寒症宜用温和之劑倘槩用散而不用補則損傷肺氣而肺氣益寒愈流清涕矣方用温肺止流丹

治之石首魚腦骨煆過存性爲末三錢桔梗二錢柯子一錢甘草一錢人參五分荊芥五分北細辛五分生薑一片河水調服一劑涕減半二劑即止流矣不必再服也此方氣味温和自能煖肺其性又帶散更能祛邪故奏功甚捷或謂石首腦骨古人以治内熱之鼻淵是爲寒物何用之以治寒症之鼻淵耶不知鼻淵寒熱皆能成之而石首腦骨二症並可用之但熱症之涕通於腦寒症之涕出於肺故用羣藥皆入肺之藥也肺既寒凉得温和之劑而自解復得石首腦骨以截腦中之路則腦氣不下陷則肺氣不閉而自閉矣又方用温肺散邪丹亦効半夏製

一錢桔梗一錢辛夷花五分北細辛五分人參五分薄荷一錢荆芥五分白茯苓三錢甘草一錢石首魚腦骨煅過存性研細末三錢生薑一片河水煎調服一劑清涕減去大半二劑涕自不流而愈矣

有人鼻塞不通濁涕稠黏已經數年氣口與關脉沉數而弱人以爲鼻淵而火結於腦也誰知是肺經鬱火不宣有似於鼻淵而非鼻淵乎夫鬱病五臟皆有不獨肝木一經之能鬱也內經曰諸氣膹鬱皆屬於肺肺氣鬱則氣不通而鼻乃肺經之門户故肺氣不通而鼻之氣亦不通也難經曰肺熱甚則出涕肺本清

虛之府最惡者熱也肺熱則肺氣必粗而肺中之液必上沸而結爲涕熱甚則涕黃熱極則涕濁敗濁之物豈容於清虛之府自必從鼻之門戶而出矣方用加味逍遥散治之當歸三錢白芍藥三錢桔梗二錢白朮二錢白茯苓三錢柴胡一錢黄芩一錢甘草一錢白芷一錢廣陳皮一錢半夏製一錢水煎服一劑輕二劑又輕連服八劑全愈此方治肝木之鬱者也何以治肺鬱亦効何也不知逍遥散善治五鬱非獨治肝經一部之鬱已也況佐之桔梗散肺中之邪加之黄芩瀉肺氣之熱且引半夏陳皮直入肺經以消痰而順氣則壅塞能通稠濁自化也又方

用宣欝除濁散亦効柴胡一錢黄芩二錢紫苑一錢白芍藥五錢當歸三錢麥門冬去心三錢白茯苓三錢白芥子一錢甘草一錢款冬花一錢辛夷花五分薄荷五分水煎服

耳症論

內經曰腎開竅於耳腎和則耳能聞五音通會於手三陽之間坎離交則精氣以司聰故善聽也耳關於腎而貫於腦十二經多會於耳腎屬水主藏精腎不虛邪氣何由而致腎虛則精脱精脱則氣不上榮而耳聾耳鳴也經曰精脱者耳聾其症脛痠面黑又云髓海不足則腦轉耳鳴又云液脱者則腦髓消脛痠耳數鳴又有火盛而聾者火盛則氣厥氣厥則逆搏于耳而耳聾耳鳴也又有風邪相搏而鳴者耳爲宗脉之所附脉虛而風邪乘之以氣相搏則耳鳴否而不宣則聾矣經曰厥陰司天目

轉耳鳴其症脉浮頭痛又有肝血衰少而鳴者經曰肝虚則目䀮䀮無所見耳無所聞善恐如人將捕之狀又有肝經怒火不瀉而聾者經曰怒者氣上肝氣必不和故肝氣逆則頭痛耳聾不聰頰腫又有勞傷氣虚以胃中之元氣虚不能生肺而鳴者經曰肺虚則少氣不能報息耳聾嗌乾又云上氣不足耳爲之若鳴又云耳者宗脉之所聚也胃中虚則宗脉虚虚則下溜脉有所竭故耳鳴其症則瘦損憔悴力怯昏昏憒憒又有濕熱以痰火氣閉而聾者輕則耳鳴重甚則閉此皆平日醇酒厚味膏粱積熱所致至于耳痛耳瘡耳腫耳癢屬風與熱也亦有肝腎

之陰虛發熱焮痛或寒熱作痛或内熱口乾血虛癢痛必兼脉息中詳之亦有停耳出汁或結耵聹者亦屬風熱而然又有水濕入耳津液搏結成核塞耳或汚血凝滯結塊者謂之耵聹若濕熱不散膿汁長流謂之停耳治類雖多無出乎壯水制火治痰理氣兼通其竅可也

耳症辨案

有人雙耳忽然腫痛内流清水久則變爲膿血身發寒熱耳内如湯沸之響或如蟬鳴左關脉浮大而數人以爲腎經之濕熱也誰知是少陽膽氣不舒而火邪與微風乘之火不得散故生此

病法宜舒發膽氣而佐之清火祛風則愈矣然有治之而不効者何也蓋膽受火邪之盛爍乾膽汁徒用祛風瀉火之劑則膽汁愈乾膽火益熾火借風威風乘火勢愈肆焚燒而耳病轉甚矣方用舒鬱潤膽湯白芍藥五錢當歸身五錢黑玄參五錢天花粉二錢黑山梔一錢柴胡一錢鮮石菖蒲一錢水煎服一劑而痛輕二劑而腫消三劑而膿血止四劑而寒熱盡除十劑而全愈矣方中歸身白芍不特入膽而且入肝也膽病而肝亦病肝平則膽亦平也柴胡梔子亦是舒肝之藥舒肝正所以舒膽肝血一旺而膽汁有不濡潤者乎肝膽既潤則火邪已有不治

自散之機乃加天花粉之逐痰則火邪無黨更用石菖蒲以通耳中之竅引玄參以退浮游之焰自然風火之邪漸祛上焦清凉而耳病隨愈也又方用平肝散腫湯亦効白芍藥五錢柴胡一錢黑山梔二錢生地黄五錢麥門冬去心三錢白茯苓三錢半夏製一錢鮮石菖蒲一錢水煎服

有人耳中如針之觸而生痛者止聽沸聲左尺脉大而數人以爲風火之作祟也誰知是腎水不足而不能制火乎夫腎開竅於耳腎氣不足則耳閉然耳閉之前必痛而後閉何也蓋腎火沖之也火沖而不得出則火之路不通故竅門閉而成聾矣治法

宜壯腎中之水不宜瀉陰中之虛火使水盛自能制也方用壯水濟火湯原熟地黄一兩大生地黄一兩麥門冬去心五錢黑玄參三錢鮮石菖蒲一錢遠志去心一錢水煎服一劑而痛止二劑而響息三劑火降而全愈方中乃腎經之藥多能於補水之中而兼清其火且不損傷腎氣則腎火自能下降又得石菖蒲遠志引腎氣而通竅門火得路而出穴又何有阻抑之虞乎此等之症老人最多老人耳聾雖高壽之徵似可不必施治不知已成之聾不必治未成之聾正不可不治也此方治已聾者尚有奇功矧治未聾之耳有不取効者哉又方用息沸除聾湯

亦効原熟地黄一兩山茱萸肉五錢麥門冬去心五錢北五味子十粒鮮石菖蒲一錢遠志去心一錢赤丹參三錢懷牛膝三錢黑料荳皮三錢水煎服

有人耳痛之後雖愈而耳鳴如故者人以爲風火之不散也仍用祛風散火之藥而鳴且更甚然以手按其耳則鳴少息此乃陽虛而氣閉診右三部脉微遲帶濇左關尺脉大而無力治法宜補陽而助宗氣之翁又宜補陰而理肝腎之虛耳鳴可止也方用發陽通陰湯治之嫩黄芪蜜炙三錢白术炒焦二錢白茯苓三錢人參二錢甘草炙五分原熟地黄五錢當歸身三錢白芍

藥三錢白芥子炒一錢荆芥炒黑一錢柴胡一錢肉桂五分水煎服二劑輕四劑全愈也此方即十全大補之變方也治氣血兩虛實有相宜茲何治陽虛而亦宜也不知陽虛而陰未有不俱虛者倘単補陽虛以助其陽恐陽旺陰衰轉動其火不若兼補其陰則陰足以制陽陰陽相濟而彼此氣通耳鳴之聲頓除也又方用助陽益陰丹亦効嫩黃芪蜜炙三錢白术炒焦二錢當歸身三錢肉桂五分麥門冬去心二錢遠志肉一錢石菖蒲一錢柴胡一錢香附製一錢白茯苓三錢製何首烏三錢原熟地黃五錢水煎服

有人雙耳閉塞不通雖雷霆喧呼之聲終不相聞而耳內不痛心腎脉微弱此大病之後耗損血液而得或年老人亦有之乃腎火內閉而氣塞成聾也最難取効法當內外兼治內先補其腎中之精液而更補其心內之氣血則聾可通矣雖耳屬腎而非心氣之相通則心腎不交反致阻塞故必用補腎之藥使腎之液滋於心卽宜用補心之劑使心之氣降於腎心腎之氣既交自然上升而通於耳矣方用啓竅能聞湯治之原熟地黃一兩山茱萸肉五錢麥門冬去心五錢遠志去心炒一錢棗仁炒研三錢白茯神三錢栢子仁二錢北五味子一錢鮮石菖蒲一錢

耳症

活磁石煅研五錢水煎服一連四劑而耳中必然作響此欲開聾之兆也再照前方服十劑而外用龍骨一分雄鼠膽汁一枚麝香一厘氷片三厘共研極細末爲丸分作三丸綿裹塞之不可取出一晝夜即通神効之極耳通後仍用前湯再服一月後用大劑六味地黄丸加棗仁遠志當歸身久服以爲善後之計否則恐不能久聰也又方用開竅通靈丹亦妙原熟地黄二兩麥門冬去心五錢棗仁炒研三錢白茯神三錢當歸身三錢鮮石菖蒲一錢栢子仁二錢荊芥炒黑一錢赤丹參三錢益智仁研一錢水煎服

耳症

有人平居無事，忽然耳聞風雨之聲，或如鼓角之響，診得心脉甚數而腎脉空虚，人以爲腎火之盛也，誰知是心火之亢極乎。凡人心腎兩交，始能上下清寧，以司視聽。腎不交於心與心不交腎，皆能使聽聞之亂。然而腎欲上交於心與心欲下交於腎，彼此能受，始慶相安。倘腎火大旺，則心畏腎炎而不敢下交；心火過盛，則腎畏心焰而不敢上交矣。二者均能使兩耳之鳴，但心不交腎耳鳴輕，腎不交心耳鳴重。今如聞風雨鼓角者，鳴之重也。治法欲腎氣復歸於心，必須使心氣仍歸於腎矣。方用心腎兩歸湯治之：麥門冬去心一兩，原熟地黄一兩，生棗仁三錢，赤丹參三錢白茯神三錢牡丹皮三錢川黃連二錢燈心五十寸水煎服二劑而鳴輕四劑而無風雨鼓角之響也此方乃涼心之劑心既清涼則腎不畏心熱而樂與來歸原不必兩相引而始合也況方中全是益心滋腎之品不特心無過燥之虞而且腎有滋潤之歡自不啻如夫婦同心有魚水之樂而無乖離之戚也又何至喧闐於兩耳哉又方用定喧湯亦効黑玄參五錢生地黃一兩遠志去心一錢牡丹皮三錢麥門冬去心一兩黑料荳皮五錢川貝母去心研細二錢蓮子心一錢通草一錢水煎服六劑耳鳴全止矣

有人不交感而兩耳無恙一交接婦女耳中作痛作癢發之不已或流臭水以涼物投之則快診兩尺脉微弱人以爲腎火之盛也誰知是腎火衰而腎水亦不足乎夫腎火者龍雷之火也龍雷火者即相火也相火旺則易動而難息真火衰則雖動而易息其故何哉凡人交接之際相火無有不動者若相火太動則真水易於爍乾而火自難息真火衰者命門之火衰也命門火衰則水寒即能藏火而火自易息惟腎有二門開竅於耳水火並焉故補火必兼補水二者兩相制而兩相成也況耳之癢痛作於交感之後正顯其腎中之水火衰也治法必須補腎中之

火而火不可獨補必須於水中補火治之方用加减八味地黄湯原熟地黄一兩山茱萸肉五錢牡丹皮三錢澤瀉二錢白茯苓五錢懷山藥五錢麥門冬去心三錢北五味子一錢肉桂二錢枸杞子三錢水煎服一劑而痛輕再劑而痛止四劑癢亦除六劑而耳中之水不流也十劑全愈此方補火而亦補水然補水多於補火者以火不可過旺也水旺於火而火有安寧之樂火引於水之中水資於火之内則火不至易動而難息又何致有上騰於耳門作痛作癢之病哉又方用補火壯水丹亦効原熟地黄二兩山茱萸肉一兩芡實一兩肉桂一錢菟絲子淘淨

一兩白茯苓五錢車前子二錢水煎服二劑而痛癢止四劑而臭水除十劑耳症全愈

有婦人因怒發熱經來之時兩耳出膿水乳房脹悶寒熱往來兩太陽作痛小便不利臍下滿築左關與尺脉沉數無力人以爲少陽之火盛也誰知是肝氣鬱逆血虧而火盛也夫腎雖開竅於耳耳病宜責之腎何以治肝也然不知肝爲腎之子腎氣通於耳則肝之氣未嘗不可相通者子隨母之象也况肝藏血怒則血不能藏矣經來之時宜血隨經而下行不宜藏於經絡而作痛作脹者何也不知肝喜疏泄怒不得舒則氣逆而上奔氣

既上逆而血又何肯順行於下而爲經乎勢必散走於經絡而不得泄則脹滿作痛於上焦冲及兩耳之間乃化爲膿水而流出於腎毋之竅矣太陽者膀胱之位也腎與膀胱爲表裏肝走腎之竅獨不可走膀胱之路乎小便不利正肝氣之乘膀胱也腎之氣通於腰臍臍下滿築者正肝氣之乘腎也至於乳房脹悶亦尤肝氣逆之以兩脇屬肝之部位而乳房乃兩脇之際也治法宜舒肝氣而使之順養肝血而使之調不必治耳而耳自愈也方用加味逍遥散治之白芍藥酒拌炒當歸各五錢白术炒焦二錢白茯苓牡丹皮各三錢柴胡一錢天花粉黑山梔各

一錢五分廣陳皮八分甘草枳殼各五分水煎服二劑而諸症皆痊此方乃平肝之聖藥亦解鬱之神丹又爲調經之善劑也補血而又無阻滯之憂退火而更鮮寒涼之懼不必治腎而治腎已包於其中不必通膀胱而通膀胱已統乎其內變通之法何往往棄之而不用耶又方用加味逍遥飲亦能解鬱平肝壯水最妙白芍藥酒拌炒五錢原生地黄五錢當歸五錢黑山梔二錢天花粉二錢香附製二錢甘草一錢白术炒焦二錢荆芥炒黑一錢枳殼五分柴胡一錢水煎服

眼症論

夫目者肝之竅也諸脉皆繫於目雖有七十二種不離乎内傷外感五臟六腑十二經脉三百六十五絡其氣血皆稟受於脾土上貫於目而爲明經曰目得血而能視又曰肝受血而能視人之左眼屬陽右眼屬陰陽者猶天之日也陰者猶天之月也人有兩目以象天之日月光照秋毫無物不覩天明則其常而昏則其變也經曰天明則日月不明邪害空竅是也其目之首尾赤皆屬心白睛屬肺烏睛屬肝上下肉胞屬脾而中間黑睛屬腎各隨五臟之外應也然論其所主則瞳子之關繫重焉何

以言之目者肝腎外候也肝取木腎取水水能生木子肝母腎焉有子母而能相離者哉故肝腎之氣充則精彩光明肝腎之氣乏則昏蒙眩暈烏輪赤暈刺痛浮漿此肝熱也膽生青淚枯黃遶睛此肝虛也瞳人開大淡白偏斜此腎虛也瞳人焦小或帶微黃此腎熱也白睛帶赤或紅筋者其熱在肺上胞下胞或目唇間如疥點者其熱在脾兩眥呈露生紅筋努肉者此心熱也渾而淚胞腫而軟上壅朦朧酸澁微赤此爲氣眼烏輪突起胞硬腫紅眵淚濕漿刺痛裏熱此爲熱眼瞳青胞白癢而清淚拘急牽颺不赤不疼此爲風眼風與熱并則癢而浮赤風與氣

搏則癢澁昏澄血熱交聚故生淫膚粟肉紅縷偷針之類氣血不至故有眇視胞垂雀眼盲障之形鮮紅而兼赤者爲實熱淡紫而隱紅者爲虛熱眼熱經久復爲風冷所乘則赤爛眼中不赤但爲痰飲所注則作痛肝氣不順而兼熱所以羞明濕熱蓄聚而傷胞所以胞合熱證瞳人內湧白睛帶濕色浮而赤冷證瞳人青緑白精枯槁氣澄而濁或白睛紅膜如紙傘者此氣滯血凝若寒邪勝者必環目青黯如被物傷狀重者白睛亦黯輕者或成斑點然不痛不癢無淚眵眊矂羞澁之證是矣血爲邪勝凝而不行血者陰也陰受寒邪故不行也不行則血凝血凝

則經絡不通病始外見以其脉絡起於目内眥耶或有氣爲怒傷散而不聚陰陽應象論云足厥陰肝主目在志爲怒怒甚傷肝傷脾胃則氣不聚傷肝則神水散何則神水亦氣聚也其病無眵淚痛癢羞明緊澁之證初但昏如霧露中行空中見黑花又漸覩物成二體此爲神水受傷上爲内障乃五臟病也勞役過多心不行事相火代之五臟生成論云諸脉皆屬於目又謂目者心之使相火者心之用相火即心包之火也心包火盛則百脉沸騰上爲内障此陰陽病也膀胱三焦大小腸胃與膽脉俱循於目其情氣亦皆上注爲目之精精之窠爲眼衰則精氣

不禁邪火乘之上爲内障此六腑病也神水黑眼皆法於陰白眼赤脉皆法於陽陰齊陽侔故能爲視陰微不立陽盛氣衰上爲内障此陰弱病也若晝視通明夜視罔見雖有火光月色終難覩物此陽衰不能抗陰之病也若氣血不分混而遂結結則無所去還故隱起於皮膚之中自上眼瞼而生者乃手少陰心脉足太陰脾脉足厥陰肝脉三經之血氣混結而成初起如荳許血氣少衰者得熱邪而漸長長而不已如杯盞如升斗大者此爲疣病也若傷寒愈後目復大病以其清陽之氣不升而餘邪止走空竅其病癮澁赤脹生翳羞明怕日頭腦骨痛也若小

凡害目者皆尤衛氣少而寒氣乘之也元氣微而飲食傷之也外乘内傷釀而成疳則目病焉又有疳病生蟲久則傷肝目多盲瞎不宜治目治疳則愈已上諸證難以悉舉必先察其老少肥瘦脉之虚實在臟在腑之分在腑則病淺而宜散宜清在臟則病深而宜補宜和如暴失明昏澁翳膜眵淚班入眼此風熱也如昏弱不欲視物内障見黑花瞳人散大係血少神勞而腎精虧損此裏症也又爲輕則昏澁朦朧重則眵淚障翳有曰真珠翳梅花翳狀如碎米者易散狀如梅花真珠者難消翳膜上生下者謂之垂簾瘴下生上者謂之推雲瘴或翳膜如半月之

狀俱難治療又有瞳人凹凸者不治純黑者不治瞳人以黑睛一統者不治青紅綠白者不治若睛圓不損光不散不分星多少瘴厚薄悉皆可治惟有去翳之法切不可純用寒涼雖因自熱生然治宜先退翳而後退熱若先去赤熱則血凝滯而翳斷不能去其有赤眼紅瘴以之涼藥過多又且淤之以水不反掌眼如一團水其瘴翳凝結而不散也譬如冬氣嚴寒水皆凝結成冰必得陽和之氣轉運冰始能化其理推之思過半矣然又當察其是外感是內因外感者風寒暑濕燥火此六淫之邪也患此者紅赤腫痛其勢雖急易以治療內因者喜怒憂思悲恐

驚此爲七情也患此者不腫不痛白珠淡紅色羞明怕日其勢雖緩難以速痊又有不外感不内因者尤飲食不節飢飽勞役中氣受傷所致者當理脾胃其目自愈又有兩目被物所傷一時青腫疼痛癮澁難開者治宜去其瘀滯行其血脉所傷自除亦屬不内外因之證也又有亡血過多而兩目忽病者男子衄血便血婦人產後崩漏過多其病目珠疼痛不能視羞明怕日癮澁不開眼瞼無力眉骨與太陽酸痛宜當大補腎水以生肝陰使復其血而有所養則目證自痊矣又有病後失調耗傷元氣復得目疾者其病白珠淡紅色羞明畏日兩目昏花眼胞無

力宜當益其氣養其血使氣旺血榮則目光自明矣大抵目疾宜戒酒色暴怒之氣如貪酒者徐徐戒其酒好色者緩緩戒其色暴怒者巽言戒其怒又宜靜養閒居澄神息慮愛護身心則無有不安者矣

目症辨案

有人目痛如刺兩角多眵羞明畏日兩胞浮腫濕淚不已白珠紅赤診左關脉弦浮而數此肝木風火之作祟以致脾胃之氣不能升騰故令眼胞浮腫耳人生後天以脾胃爲主脾胃一受肝木之制則土氣遏抑津液乾涸於是木無所養而乾枯風又襲

壽命無窮　眼症

之則木更加燥耳眼目肝之竅也肝木既燥則木中生火火動招風風火相合其來必暴欲兩目無疼得乎惟是肝經既燥而目偏生淚何也蓋腎氣救之耳肝爲腎之子肝子爲風火所困燃眉之禍必求救於腎母而腎痛其子必以水濟之然而風火未除所濟之水與風火相戰而不肯平腎欲養木而風以燥之肝欲得水而火以耗之於是目不能得水之益故羞明畏日也治法自當以祛風清火爲先然而徒治風清火而不用和解之法則風不易散而火不易息既用治風清火和解之法若不用滋肝養血之劑則肝木之燥必不能潤也方用潤燥祛邪散當

歸二錢白芍三錢白茯苓三錢車前子二錢甘菊花一錢五分白蒺藜去刺一錢五分黑山梔二錢牡丹皮二錢柴胡一錢天花粉一錢草決明二錢蔓荊子一錢燈心五十寸水煎服三劑而火退再服二劑而羞明畏日之症除再服二劑諸症盡愈也此方清肝木之風火而又善以和解肝氣肝氣和則脾胃之氣自能升騰而無胞腫之處更佐之養血退翳之品則目疾有不通明者乎又方用羚羊角散亦妙羚羊角鎊二錢柴胡一錢荊芥一錢甘菊花一錢白茯苓三錢白芍藥三錢車前子二錢白蒺藜去刺二錢決明子二錢黑山梔一錢五分牡丹皮二錢半

夏製一錢生甘草五分小生地黄三錢燈心五十寸水煎服六劑全愈

有人目痛既久終年累歲而紅赤不除致生努肉扳睛拳毛倒睫脉得微弱祛風瀉火治之罔効大凡目疾初痛則爲邪盛目久痛即屬正虛正虛而悞以邪盛之法治之則變爲此症矣無如世人不明此理動以外治不知内病未除而用外治之刼藥鮮不受其害者今傳一方凡有努肉扳睛拳毛倒睫者服之無不漸愈但不能取効神速也蓋眼既經悞治而成斯病其由來者非一日用藥何能責其近功乎方名磨翳丹治之藏雜肥大者

一觔白甘菊花一觔白當歸一觔白芍藥一觔廣陳皮二兩小柴胡三兩白蒺藜一觔白芥子三兩雲茯神八兩牡丹皮四兩各為細末煉白蜜為丸每日早晚白滾湯送下各五錢服一料全愈此方用攻於補之中不治風而風息不治火而火滅不治努肉而努肉自消不去拳毛而拳毛自起萬勿視為平平無奇而不知奇寓於平之中也又方用加減逍遙散亦效白芍藥三錢當歸三錢白蒺藜二錢甤仁一錢廣陳皮八分柴胡一錢白茯神三錢牡丹皮二錢甘菊花二錢玉竹二錢半夏製五分甘草一錢水煎多服自愈

有人目痛後迎風流淚至夜則目暗不明一見燈光兩目乾澀尺脉微澀心肝二脉浮數無力人爲風火之乘於肝經也誰知是少年時斵喪元陽又加時眼不守色戒以致傷精精傷而不能濟心經之虧心無水濟則火亢而損大眥故眥孔不閉風邪透入孔內心氣既虚則外邪難杜故爾迎風淚出也夫淚生於心大眥正心之竅也傷心氣則淚出傷大眥而亦淚出者正見內外之關切也然則欲止大眥之淚安可不急補其心乎又不可徒補其心亦正無益必須兼腎與肝而治之使腎水生肝木而肝木更能生心而腎亦能濟心也方用肝腎生心湯葳蕤五錢

原熟地黃一兩當歸四錢白芍藥四錢麥門冬去心五錢白甘菊花二錢甘枸杞子五錢白茯苓四錢草決明二錢柴胡一錢石菖蒲五分黑料荳皮三錢水煎服連進四劑即不畏風再服四劑見風不流淚矣再服十劑全愈蓋藏蕤最善止淚而除頭目之風得當歸白芍決明以補肝而涼肝君主熟地枸杞荳皮以補精而滋腎益之麥冬以補心而清心使之茯苓以利濕領火氣而下走膀胱佐之甘菊菖蒲柴胡以和解而舒風火之鬱又引諸經之藥補正而明目此爲固本塞源之治也又方用養正除邪丹亦効原熟地黃一兩當歸四錢白芍藥四錢藏蕤四

錢山茱萸肉四錢白茯神三錢麥門冬去心五錢菟絲子淘淨五錢牡丹皮三錢枸杞子四錢白术炒二錢柴胡一錢甘菊花二錢水煎服二十劑目明而愈

有人患時眼之後其目不痛而色淡紅惟羞明惡日兩目昏暗視物不明其肝腎兩脉大而無力人以爲時眼之風火症也誰知是內傷之目悞作實火治之又加不慎色慾故爾如此若再作風治而悞用風藥必有失明之憂治法宜當大補腎中之精血使精血旺足以養肝肝血旺足以祛風則目得液以相制而虛火自散故目得血以相養而兩眼自明也方用養目祛昏丹原

熟地黄一兩當歸五錢麥門冬去心五錢葳蕤三錢山茱萸肉五錢菟絲子淘净五錢白甘菊花一錢北五味子一錢柴胡五分甘草三分水煎服二劑而兩目之昏少減又服二劑而羞明之症痊更服四劑紅色盡除再服四劑目能視物矣後用六味地黄丸一料加甘菊花二兩枸杞子四兩菟絲餅四兩當歸身三兩煉蜜爲丸久服不再發矣此方大補肝腎全不去治目惟固其内肝腎充足目所以明也世人每拘執成方不顧脉之虚實色之紅淡一味以治火爲主者不知壞天下之眼無窮矣幸治目者察其虚實如知其虚即以此方投之應驗如响正不必

分前後也然初起即是內傷之目痛又從何處辨之脈洪而數眼必紅赤日間重者陽火也即宜清火發散為先脈虛無力白珠淡紅夜間痛重者陰火也宜當補養正氣為主即用此方投之隨手建功何至有失明之患哉又方用補正還光丹亦妙原熟地黃一兩山茱萸肉四錢枸杞子四錢沙苑蒺藜三錢白甘菊花二錢麥門冬去心三錢藏蒺藜四錢決明子三錢肉桂三分當歸身四錢牡丹皮二錢水煎服

有人陰火上冲兩目紅腫淚出而不熱羞明而不甚日出而痛輕日入而痛重其兩尺脈沉遲無力人以為肝經之火上升而兩

眼紅腫也誰知是腎中之虛陽上浮而作腫痛之病乎腎中無火宜乎兩目不紅腫矣然不知下焦寒甚龍雷之火不能伏藏乃逼其火而上遊遇肝之竅而作祟也治法不可瀉火而宜補火并不可僅補其火而兼宜補其水腎中真寒而火不存亦因腎中少水而火無養也水火原不可兩離補水即宜補火則水不寒補火即宜補水則火不亢治陰虛火動之症者無不當兼治何獨於目者殊之方用八味地黃湯加减治之原熟地黃八錢懷山藥四錢山茱萸肉四錢白芍藥四錢白茯苓三錢建澤瀉三錢牡丹皮三錢白甘菊花二錢肉桂去粗皮一錢柴胡五

分水煎服二劑而陰火歸源龍雷伏藏目疾頓愈抑何其治法之妙乎蓋陰陽之道歸根最易故用六味大滋其腎中之水加白芍以養其肝加肉桂以温其命門之火火喜水養即隨水而同歸於本宫龍雷安静而雲漢之間火光自散有不返爲青天白日之世界乎况佐之甘菊柴胡風以吹之通大澤之氣而雷火更且安然静藏於腎宅也又方用龍雷歸位丹亦妙原熟地黄一兩麥門冬去心五錢北五味子一錢肉桂心一錢巴戟天三錢葳蕤五錢當歸身五錢懐牛膝三錢甘菊花一錢水煎服一劑効二劑全愈

有人能近視而不能遠視者近視則辨晰秋毫遠視而難辨真假診右腎脉微弱人以爲肝血之不足也誰知是腎火之本微乎腎火者先天之火也是火存於腎水之中近視之人既非水之不足何致火之無餘不知先天之火天與之也生來火微光焰自短蓋眼目之中不特神水涵之抑亦神火藏之故凡光能照遠者火也近視之人正神火之微耳神火藏於目中而發於腎内治近視之病必補腎火爲主然耳火非水不養雖近視之人原有腎水然能保其後天之不斷傷者乎故水中補火原不易之道也方用補火照遠湯原熟地黄一兩巴戟天五錢葳蕤五

眼症

錢山茱萸肉五錢甘枸杞子五錢麥門冬去心三錢人參三錢肉桂心一錢北五味子一錢破故紙炒二錢遠志去心一錢五分水煎服一月之後自然漸能遠視矣仍將前藥修合丸散日服二次一年之後遠近皆能視也但服藥之時必須堅忍色慾爲妙否則僅得半之道耳此方補命門之火所以助其陽光也雖助陽光又能益其陰精本無他害誠恐不善受益者借陽以作樂故特戒之也又方用生陽鑒遠湯原熟地黄一兩葳蕤五錢山茱萸肉五錢北五味子一錢枸杞子五錢川附子製一錢人參三錢鹿茸燎去毛酥炙切片焙燥研細末三錢水煎調服

其助陽補精更勝前方或湯藥改爲膏丸亦宜久服光健而能鑒遠也

有人目痛二瞳子散大視物無準以細爲粗以小爲大診尺脉空虛帶數人以爲內熱之病也誰知是氣血之虛而過用灸煿火酒熱物而成之乎夫五臟六腑之精皆上注於目而瞳子尤精之所注也故精足則瞳子光明精虧則瞳子昏暗腎熱則瞳子散大視物而昧大小蓋筋骨氣之精而爲脉并爲系上屬於腦腦熱則瞳子亦散大故腦爲髓海精氣之所聚也腎精熱則腦髓亦熱腦髓之所以熱者多由於過食辛熱之物也火酒者酒

眼症

中至熱之漿且其氣又主散腦中之精最惡散而最易散熱中加散腦氣又烏能安然無恙乎自必隨熱而隨散也腦氣既熱且散難於清涼更難以靜固欲瞳子之不散大而不可得又烏能視物有準哉治法以解熱爲主而解熱必須滋陰滋陰自易降火於滋降之中佐之酸收之味始克歛瞳神之散大也方用滋陰歛瞳丹治之原熟地黄一兩白芍藥五錢山茱萸肉四錢當歸四錢地骨皮三錢川黄連二錢柞木枝二錢人參二錢北五味子一錢柴胡一錢甘草一錢廣陳皮一錢黄栢一錢水煎連服十劑瞳子漸小再服十劑而視物有準矣服一月全愈此

方涼血於補血之中瀉邪於助正之內袪酒熱於無形收散精於不覺實有不知其然而然之妙較東垣治法爲更神也又方用涼髓東睛丹亦効原熟地黄一兩原生地黄一兩白芍藥五錢麥門冬去心五錢人參二錢黑山梔二錢川芎一錢北五味子一錢黑玄參五錢地骨皮三錢黑料荳皮三錢水煎服二十劑全愈

有人病目數目而即生翳由下而上其翳色如澹綠狀瞳子痛不可當氣口脉大而數尺與關脉洪數人以爲肝木之風火作祟也誰知是腎水與肺火相搏熱而生翳之證乎夫腎主黑色肺

主白色白與黑相合必變綠色也惟是腎爲肺子肺爲腎母子母何以相犯因其醫由下而上是腎犯肺是子犯母亦緣母之過柔也天下安有母旺而子敢犯者乎是治之之法補母而子之逆可去矣雖然子之天性凶逆亦從旁之人必有導之始敢安於逆而不顧腎之犯肺者亦從旁經絡之多不調也補肺金以抑腎烏可不調其經絡以孤腎邪之黨乎方用健母湯天門冬五錢麥門冬去心五錢白茯苓五錢青蒿二錢白芍藥三錢赤丹參三錢牡丹皮三錢天花粉二錢黃芩一錢桔梗一錢生甘草一錢廣陳皮一錢羚羊角鎊二錢白甘菊花二錢水煎服

二劑而綠色退再四劑而目翳漸消再服十劑全愈此方用天冬麥冬以補肺之虚用桔梗甘草以散肺之邪用甘菊羚羊以消肺腎肝之翳用黄芩花粉以退肺中之火肺金既旺腎邪自然難侵況益之茯苓以瀉膀胱之火用青蒿以瀉脾胃之熱用白芍以平肝膽之氣用丹皮丹參以清心内之炎是臟腑無非清涼之境而腎邪安能爲犯上之亂矣又方用益肺除翳湯亦効天門冬三錢麥門冬去心五錢生地黄五錢穀精星二錢牡丹皮二錢黑玄參二錢白甘菊花二錢白茯苓三錢建澤瀉二錢羚羊角鎊二錢水煎服

有人酒醉大吐，兩目本無恙，而視物皆倒植，兩關脉微細之極。人以爲肝氣之逆，誰知是肝葉之倒置乎！夫目之系通於肝，而肝之神注於目。肝斜則視斜，肝正則視正，肝直則視直，肝曲則視曲，肝歧則視歧，此理之常也。今視物倒植者，乃肝葉倒而不順耳。蓋大吐則五臟反覆，而肝葉開張，壅塞於上焦，不能一時迅轉，故肝葉倒而視物亦倒也。此症不論其脉之虛寒、證之實熱，惟再使之吐可愈。然而一吐已傷五臟之元本，再吐豈不重傷在內之氣血乎？但不吐而肝葉不易遽轉，宜於吐中而仍用和法。方用湧吐順肝湯治之：參蘆二兩，瓜蒂七箇，甘草一兩，荊芥貳錢水煎三大碗頓服之卽用鵞翎掃喉中必大吐吐後而肝葉必順矣瓜蒂散原是吐藥更加參蘆甘草荊芥者於補中而行其吐卽於吐中以安其經絡何至五臟反覆以重傷其氣血哉此乃吐中之變法也凡虛人而宜用吐法者皆可照此法治之不傷正氣也隨後再服八珍湯以調理其氣血則肝葉永無倒植之慮矣白术炒焦二錢人參二錢白茯苓三錢甘草炙一錢原熟地黄砂仁末炒鬆三錢當歸身二錢白芍藥炒二錢廣藿香五分水煎服

眼症

有人驚悸之後目張不能瞑百計使之合眼不可得左寸關兩脉

微濇而沉人以爲心氣之虧也誰知是肝膽之氣結乎雖五臟六腑皆禀受於脾土上貫於目而目之系實内連肝膽也肝膽血足而氣舒肝膽血虧而氣結然此猶平居無事之謂也肝膽遇驚則氣亂而脉縮肝膽逢悸則氣寒而脉止脉止脉縮而氣乃因之而結矣經曰心中驚悸脉必大結大結則肝膽之系不能上通於目而目之瞼不能下矣治法必須大補肝膽之血則氣可舒而結自解也又宜兼補心中之精氣使精氣聚而神寧得寐也方用養陰合瞼丹治之白芍藥一兩當歸身一兩棗仁炒研一兩白茯神一兩郁李仁五錢水煎服一劑而目能瞑矣

白芍平肝膽之火於瀉中能補當歸滋肝膽之枯於補中能散棗仁茯神養心血之藥定神於寧靜心既寧靜不必取資於肝膽子安而母更安也況有郁李仁善能去肝膽之結入之四味之中尤易舒滯解結之妙劑也又方用解結寧神湯亦効柴胡一錢荊芥一錢白芍藥炒五錢當歸身五錢酸棗仁炒研一兩半夏製一錢麥門冬去心硃砂拌紅三錢栢子仁三錢郁李仁三錢水煎服

有人無故忽視物爲兩診肝腎二脈微浮而弱人以爲肝氣之邪盛也誰知是精神煩亂而腦氣之不足乎蓋目之系下通於肝

眼症

而上實屬於腦腦爲髓海精氣之所藏精氣不足則腦氣亦不足腦氣不足則瞳子之氣應之眼屬肝而瞳子屬腎腎氣虛則肝氣亦虛肝腎既虛不能上應於腦腦中之精神煩亂則視物爲岐矣孫真人曰邪中於頭因逢身之虛其入深則隨目系入於腦入於腦則轉轉則目系急急則目眩以轉邪中於睛所中者不相比則睛散睛散則岐故見一物爲兩也此言尚非定論今察其脉知是肝腎之氣虧損脉見微弱耳方用全陰定亂湯治之白芍藥一兩當歸五錢原熟地黄一兩白甘菊花二錢人參二錢天門冬五錢川芎二錢郁李仁三錢天花粉二錢柴胡

一錢原生地黄一兩甘草一錢薄荷一錢白芷五分北細辛三分水煎服二劑而視物爲一矣四劑全愈此方全是肝腎同治之藥非益腦之品也不知補腦必須添精而添精必須滋腎然而滋腎與腦而肝之邪氣不能遽散不若佐以肝經祛邪之味正亦不傷而邪尤易解也蓋腦氣不足而邪得以居之不祛邪而單補其精與腦氣正無益也故治肝正所以治腎治腎即所以治腦也又方用反正光明丹亦効當歸身一兩白芍藥一兩郁李仁三錢牡丹皮三錢荆芥一錢麥門冬去心五錢川芎三錢葳蕤五錢北細辛五分枸杞子五錢黑料荳皮三錢黑玄參

眼症

三錢水煎服

有人病目之後眼前常見禽鳥昆蟲之飛走捉之則無人以爲怪症而不知非怪也乃肝膽血虛有痰閉結於眼竅之故乎夫肝膽屬木外應兩眼木中無水以潤之則木氣過燥內燥必取給於外水然而肝膽喜內水之資而不喜外水之養於是外水不變津而變痰乘於肝膽之竅而氣不能展舒故見禽鳥昆蟲之飛走者皆痰之作祟也故其左關與心脉甚滑而短時或斷續不調者矣治法益肝膽之血而兼消其竅內之痰方用四物湯加味治之當歸五錢白芍藥五錢棗仁炒研三錢原熟地五錢

白茯神三錢青箱子二錢白术炒焦二錢川芎一錢半夏製一錢廣橘紅一錢甘草五分鮮石菖蒲五分水煎服四劑目不見禽鳥昆蟲矣此方用四物湯以滋肝膽用茯神半夏白术以分消其在内之痰加入青箱子以其能走目中之系又得棗仁菖蒲去心内之迷而且開竅於肝心肝心之竅一通而痰易出目系自明而邪即散也然但用三味而不合前藥同用正未能出奇制勝耳又方用撥亂向榮湯亦効生地黄一兩當歸全者五錢白芍藥五錢麥門冬去心五錢白芥子二錢白茯苓三錢柴胡貳錢半夏製一錢天麻一錢棗仁炒研五錢遠志去心一錢

眼症

水煎服

有人目痛之後兩目白眥盡變爲黑色不疼不痛仍能視物無紅腫眵淚之形惟有毛髮直如鐵條癡癡如醉不言不語診陰分之脉沉濡而遲人以爲血債之症也誰知是腎邪之乘心乎夫心屬火腎屬水二經似乎相尅然而心火非腎水不能相濟若腎水不上交於心則心必有煩燥之憂但腎水僅可相資於心者真水也今之腎水乘心者邪水也真水交心則心生邪水乘心則心傷人若傷心本是死症何以不死但現兩眥黑色於目者以腎來救心而非犯心也心畏腎邪而又不敢明彰腎之過

白眥變黑赤白難分毛髮直竪非怒極之驗耶癡癡如醉不言不語者因水邪挾制太甚無可如何之象乎治法宜斬關直入急救心君之危祛蕩腎邪撥亂反正則兩目之黑白自分也方用蕩邪丹治之白茯苓五錢人參二錢白术炒焦三錢白芥子二錢遠志去心一錢川附子製一錢五分五靈脂一錢石菖蒲一錢良薑一錢車前子二錢水煎服一劑而癡醉醒二劑而毛髮軟三劑而黑眥鮮明四劑兩目全愈夫腎中之邪不過寒濕之氣用辛燥温熱之劑自易祛邪況佐之奪門之將使之引路之人有不恢復於須臾定亂於頃刻哉又方用制水固心湯亦

効白茯苓五錢人參三錢薏苡仁三錢肉桂去粗皮二錢白术炒焦三錢當歸三錢建澤瀉二錢白芥子一錢益智仁一錢水煎服四劑全愈

有人年已望四新婚後忽然兩眼紅赤眵淚疼痛悞爲陰症而用辛熱之劑則兩眼腫痛如刺翳障滿眼緊澁不通其脉細數而濡非陰寒之病乃濕熱秉脾之故乎夫眼胞屬脾脾中受濕肝木之氣不和欝於土中所以土重而不宣故令眼胞腫而垂下眼合既久則肝氣更不能通悶而生熱熱極生翳也治法必須滋陰滋陰自易降火然後於滋降之中佐之解欝利濕之味使

其鬱解濕去則脾土之氣宣通而眼腫自消也方用加減地黃湯治之生地黃五錢麥門冬去心三錢白芍藥三錢懷山藥三錢白茯苓五錢牡丹皮二錢建澤瀉二錢車前子一錢五分柴胡一錢白蒺藜一錢燈心五十寸水煎服二劑而兩眼胞不合再二劑紅赤漸退疼痛亦止再四劑翳障漸輕眵淚亦少將前方加山茱萸枸杞子藏蔾黑料荳皮穀精草合成丸藥早晚服三月全愈外用紫金膏點眼去翳障最妙此內外兼治之法方中用生地丹皮黑荳皮之入腎以壯水而涼血去瘀麥門冬以滋水源又能清心明目茯苓澤瀉車前利水道而不傷真氣益

之山藥以健脾而固腎濕自不相犯上也加之白芍柴胡善能養陰平木而和解肝氣再入山萸枸杞藏蒺三味補精液而共相既濟又得白蒺藜同穀精草而除翳退障久服能收全功也

點眼膏方用浮水蘆甘石一兩童便浸七日用銷銀罐内煅投入童便内七次再浸三日晒乾細研黄丹一兩水飛過三次晒乾細研海螵蛸去皮甲微火炙過研細二錢的乳香微火去油研細二錢明没藥微火煅去油研細二錢真珠研細一錢硼砂細研二錢麝香揀净五分青塩去坭土五分梅花氷片三分八味合一次入乳鉢内再研極細無聲後入麝香氷片二味再研

萬變將白蜜煉熟絹濾過調入藥内令稀稠得所磁器内封固不可泄氣尚點遠年近日内障青盲雲翳堆眵火眼暴發迎風流淚怕目羞明肝腎虚邪等疾點之悉愈

有婦人月經不通三月忽然眼目紅腫疼痛如刺脉甚細濇人以爲血虚而不能養目也誰知是血壅而目痛乎夫經水不通似乎血枯之症然而血未嘗虚因氣鬱於肝則肝氣閉塞血亦隨氣而不通也經既不通則鬱熱無可洩不得下行而轉壅滯於上焦矣然而肝之竅開於目氣血鬱滯於肝故目痛矣治法不可補血以助熱即宜和解以開鬱更宜通經而破滯則目症自

治也方用開鬱破滯湯紅花五錢當歸尾五錢牡丹皮三錢鬱金一錢懷牛膝三錢天花粉二錢柴胡一錢大黄二錢香附醋浸炒二錢桃仁研二錢延胡索一錢五分水煎服一劑而經通再劑而目痛盡愈此方全不治目但去開鬱通經經通而瘀滯消鬱開而肝熱散肝熱旣散則眼目自安也又方用破瘀定痛丹亦効當歸尾一兩紅花五錢熟大黄二錢生地黄五錢荊芥二錢桃仁研二錢柴胡一錢香附醋浸炒二錢牡丹皮三錢赤芍藥二錢水煎濾清童便半盞沖服更勝前方

血症論

夫血者陰也水也在天地爲雨澤在人身爲血脉蓋天地之水盛育養以無窮雨澤之漑少知萬物而難終故人身之陰旺力强而體健血脉之滋乏諸臟腑亦空虚又謂血者水穀之精也調和五臟洒陳六腑乃能入於脉也源源而來生化於脾總統於心藏受於肝宣布於脾灌漑一身故目得血而能視耳得血而能聽足得血而能步掌得血而能握指得血而能攝臟得血而能液腑得血而能氣所以視聽言動臟腑脉絡靡不由於血之運動也又曰血者神氣也持之則存失之則亡血盛則形盛

血弱則神衰神靜則陰生形勞則陽亢注之於脉少則虛充則實内經又謂脉者血之腑也生化旺則諸經持此而長養衰耗竭則百脉由此而空虛可不謹養哉蓋血屬陰難成而易虧況人之節慾者少嗜慾者多不能謹養以致陽火沸騰煎熬真陰火氣炎上是以有升而無降故血不得下行隨氣而上出也若夫暴喜傷心傷心則氣緩而心不生血故肝無所受暴怒傷肝傷肝則氣逆而肝不納血故血無所依也若因房勞太過鬱怒交加以致陰火沸騰而血從火起故錯經妄行也若從肺而溢鼻者爲衄血從腎而出於唾者爲咯血從胃而逆於口者爲嘔

血從嗽而來於肺者爲咳血又謂痰涎血出於脾暴怒血出於肝嘔吐血出於胃房勞血出於腎憂思血出於心勞力血出於三焦悲苦血出於心包絡淋瀝血出於小腸溺滯血出於膀胱腸風痔漏血出於大腸留結於腸胃之間而成積者爲血痢積於經絡之中而不行者爲瘀血留滯於肌肉之間而作痛者爲腫毒以上總總雖屬血症然亦有因氣而得血病者未嘗少也故東垣曰血從氣上越出上竅法當補陰以抑陽使其氣降則血自治矣經曰嘔吐咯衄氣虛脉洪火載血上錯經妄行溺血便血病同所因又曰心主血肝納血肺主氣腎生氣夫人身之

血氣精神之所依者並行而不悖循環而無端以成生生不息之運故血者陰也陰乃陽之守也陰有質者則陰氣得以倚附焉陰精一虧衆火炎炎衆液沸騰致血妄行矣河澗云吐血者吐出全是血也火載血上錯經妄行從胃中來也或有因怒而得吐血者其來必暴經曰怒則氣逆甚爲嘔血亦有怒甚胸中氣塞上吐下便此因肝經火逆乘剋於肺而上下皆出血也亦有寒邪入於血分者其色多黑得冷則血凝故耳然亦有熱極而色黑者何以辨之必以脉息間求之脉微而遲身體清涼者寒也脉洪而數其體煩熱者火也戴云吐血者有紫血溢入濁

道留聚膈間滿則吐血名曰內衄又有先吐血而後見痰者於是陰虛火動痰不下降氣乃上升之故若先吐痰而後見血者多因積熱所致若痰涎帶血而出者此尤胃中濁血熱蒸而出也亦有發呃而出血者亦因胃中之氣上升而然東垣曰呃吐血出於胃凡血症上行或吐或嘔皆逆也若變而下行爲惡痢者順也丹溪云血從下流爲順則易治血從上溢爲逆則難治子和云口鼻出血皆是陽盛陰衰所以有升而無降也大率血症初起者宜用滋陰降氣爲先如久病血而不愈或有過服寒涼之劑而血亦不能止者此寒傷脾胃也必用溫補其中氣中

氣健則血自能統運也再察其身涼脉靜者易治身熱脉大者難治脉訣曰鼻衄吐衄沉細宜忽然浮大卽傾危故血證脉見浮大終非所宜又有鼻衄者因肺金之氣熱盛而鼻中流血也然亦有外感內因之辨丹溪曰鼻通於腦血上溢於腦故從鼻出由肺中來也衄者因風寒暑濕流傳經絡湧泄於清道中而來者此外因也若內傷而致者忿怒傷肝積憂傷肺煩思傷脾失志傷腎暴喜傷心皆能動血隨氣而上溢者此內因也亦有因嗜食炙煿辛熱助火之物或飲酒過多或墮車馬損傷而致者此非內外因也原病式曰衄者陽氣怫鬱干於足陽明而上

熱則血妄行而鼻衄也治法宜用滋潤肺金順氣降火為先發散其次也所謂風行水動氣行血流治衄者但知血藥以治衄而不知氣降則血歸經而不為衄也故古人所以血藥中必兼氣藥一二斯為良法也又有血從舌上出者謂之舌衄屬心經之熱也血從毛孔而來者謂之肌衄屬肺經之火也齒根出血者謂之齒衄一名牙宣但有風熱有腎虛亦有胃火者之不同耳又有咳血者乃火乘於肺咳嗽痰中帶血而出其所致之由有二若熱壅於肺者易治不過涼潤而已久病輕咳而帶血者難治尤陰虛火動熱傷肺氣漸成勞瘵也治宜補養真陰滋潤

肺道兼清痰與順氣又不可常用寒凉瀉火之劑所謂喉不容物毫髮即咳血滲入喉愈滲愈咳如飲童便者百不一死服寒凉之藥者百不一生此治血證之第一法也又有咯血者咯出血如細屑者亦有咯出痰帶血絲血點者或有鮮血隨吐而出者名曰唾血經曰咯唾血皆出於腎也皆由陰虚火動相火無制氣乃上升治宜滋腎中之水以降火兼益肺金之源以生水水足自能養肝則相火不動其咯唾自治矣又有大便下血者多因臟腑蘊積濕熱之氣而成或因氣鬱於内熱不能舒着於腸胃與濕氣相摶而下血或因酒色過度嗜食炙煿熱毒之物

或因七情內傷六淫外感致使血氣逆亂榮衛失常內傷絡脉所致治當察其寒熱而施如血色鮮者熱也色瘀者寒也又宜補血理氣治之蓋血隨氣走氣行則血行氣止則血止氣溫則血滑氣寒則血凝若冷氣入客於腸胃所下多瘀然亦有熱極而反兼水化者其色相似必以脉息閒分之治無悞矣經曰結陰者便血一升再結二升三結三升又有下血大腸痛不可忍肛門腫起此因下焦熱毒盛也又有下血日久不止面色痿黃身體瘦弱亦由臟腑虛寒脾不能攝血也若用涼潤補血之劑而血不能止者必用溫補脾胃兼升提其清氣不使下陷則血

自治經曰大腸下血多以胃藥收功蓋脾胃之氣一復血自歸經絡而無再下之虞矣又有小便溺血者多由陽盛陰虛君相二火亢甚煎迫其血而出於膀胱之竅也丹溪曰溺血痛者爲血淋不痛者爲溺血大抵屬熱與血虛亦有因心腎氣結所致者或憂勞房室過度而溺血者此得之於虛寒不可尚以血得熱而淖溢二者皆令溺血究此症之端實由精氣滑脫陰虛火動者拘多若心移熱於小腸而溺血者宜清熱而利水如陰虛火動而溺血從腎與膀胱出者當滋陰而養血如虛寒而得者須當大補氣血則病自安又宜洗心靜養切勿妄動去其嗜慾

而慎起居毋食辛熱之物恐助火邪如不禁忌至於身熱煩渴肌肉消瘦脉來浮大緊促短濇者俱難治也又有腸風臟毒而大便下血者夫腸胃不虛邪氣無從而入人惟坐臥風濕醉飽房勞或生冷停寒或受炙煿辛熱之積以致營血失道滲入大腸此腸風臟毒所由作也又云人腸皆有脂褁之厚則腸胃而安腸中本無血蓋緣風熱內消其脂褁大腸遂薄故血所以滲下而爲腸風臟毒也挾熱下血則血清而鮮紅腹中作痛挾冷下血則血濁而色黯腹中綿綿微痛亦有不痛者蓋清爲腸風濁爲臟毒腸風者邪從外入隨感而隨發也臟毒者久積其毒

而後見也又有先便後血者名曰遠血先血後便者名曰近血大抵治法宜先益其正氣兼以解散腸胃之邪隨其冷熱而調之更宜健運脾胃而和肝陰使脾健而能裹血肝和而能藏血可也

血證辨案

有人一時狂吐血甚多脉多浮大而芤人以爲火盛之故也然血已吐出如傾盆則火必變爲虚火矣實火可瀉而虚火斷不可瀉況血去過多身無血養而又用瀉火之藥以重傷其胃氣毋論血不能驟生而氣亦不能遽轉往往有至氣脫而死者然而

脉多浮大本是危證因身内無陰陽無所附脉隨虚火上浮矣治法不可止血而當活血尤不可徒活其血而急當固氣蓋氣固則已失之血可以漸生未失之血可以不吐耳方用當歸補血湯加味治之嫩黄芪蜜炙二兩當歸一兩荆芥炒黑二錢胎髮煆成炭研細三錢井水煎調服一劑血止再劑氣順四劑血自歸經不致再吐矣此方重用黄芪爲君明是補氣何以爲當歸補血湯乎不知陰陽之氣血原不能分離無陰則陽無以降無陽則陰無以生所謂血脱益氣又謂氣足則生血也况有當歸血餘之補血以引氣生於血分之内亦引血歸於氣分之中

氣血之陰陽既交則水火之陰陽自濟斷不至臓腑之拂逆經絡之空虛也蓋有形之血不能速生無形之氣所宜急固吐血不治血而治氣前人已有言之者今不必再論也大約此方治初起狂嘔血者甚妙若吐血既久尚宜斟酌又方用黄荆乳血丹亦妙原熟地黄四兩荆芥炒黑二錢水煎濾清入血餘膏研細三錢入乳一盞調和服

有人久吐血而未止或半月一吐或一月一吐或三月數吐或終年頻吐雖未咳嗽而吐痰不已委困殊甚左三部脉芤而微數人以爲胃火之盛也誰知是肝腎之火上浮之故乎夫吐血未

必皆是肝腎之病然吐血而多經歲月未有不傷肝腎者肝腎既傷則下焦之水涸而龍雷之火不能安於水中必尅制於脾胃而脾胃之土亦不能伏藏乃逆冲於上焦以欺肺金之蒻挾胃中之血遂火而吐衄矣治法必須大補肝腎兩臟之精血而兼理心肺二經之火炎則血症可治矣方用四聖還陰丹救之

原熟地黃八兩　麥門冬去心三兩　白芍藥炒二兩　牡丹皮二兩

井水煎二碗白童便一碗冲和一日服盡不再吐此方用熟地白芍補腎精以滋肝血得麥門冬潤肺清心又能制肝益之丹皮童便降陰分中浮遊之火又能引上焦之炎以下歸於腎臟

使血自歸經也然方中用藥如此之重何也不知火勢燎原然非大用何能止抑其炎炎之勢故必君以地黃爲陰中之陰而壯水奏功譬如亢旱既久細微之露焉能相濟必得滂沱大雨而遍野炎氛始能熄焰至於火息血静宜六味地黃凡久服必須調理三年乃延生之善計願人守服以當續命之丹也又方用填陰止血丹亦効原熟地黃二兩大生地黃二兩山茱萸肉四錢麥門冬去心五錢北五味子一錢白芍藥一兩荊芥炒黑二錢牡丹皮四錢懷牛膝四錢參三七三錢藕節煆黑五段水煎脉繫緊服再不吐矣

有人吐黑血者，雖不至於傾盆而痰嗽日甚口渴思飲診心腎之脉甚數而不芤人以爲肺金熱極血變黑而咳衄也誰知是心腎兩經之實火也蓋腎中之火動心包之相火又來相助兩火並起而上逆於肺而嗽甚也明是心腎二經熱極血亦因之而變黑也論理似乎先瀉腎中之火爲是然而腎中之火終不可瀉而心包之火可瀉倘瀉心包之火必致有傷腎中之水况腎有補而無瀉倘瀉腎中之火必致有損心中之氣故心腎爲夫婦之不離也二者皆不可瀉吾乃瀉其肝則二經之火不瀉而自瀉也肝爲心包之母而腎之子也母慈善而子自和順子仁良而毋亦安樂矣方用瀉肝兩裕湯白芍藥一兩牡丹皮五錢地骨皮五錢黑玄參五錢炒黑山梔三錢麥門冬去心五錢黑料荳皮五錢水煎服二劑而黑血變爲紅色矣再服二劑而咳嗽止血漸少矣更服二劑全愈此方平肝清心涼血滋腎水而退熱乃良善和平之劑雖瀉火而不傷陰陽之真氣夫黑血乃北方之色也黑血宜屬腎經之寒氣而凝濁之色乃云屬之心火與腎熱者何故乎譬如燒炭火焚其木熱之極投於水則火熄而變爲黑炭也心包之火同入於腎中則火極似水又何疑乎今用瀉肝兩裕湯雖瀉肝木其實仍是兩裕心包與腎經也

又方用平肝兩治湯亦妙玄參五錢生地黃二兩白芍藥一兩麥門冬去心五錢牡丹皮四錢建澤瀉二錢燈心五十段藕節三段水煎服

有人感觸暑氣一時氣不得轉狂嘔血塊右關脉浮數而虛出汗如雨頭如破碎疼痛難忍口渴不止亂叫發狂人以爲肝經之虛火上升而爲頭痛嘔血也誰知是暑邪犯胃也若作虛火治之必反增劇如當歸補血湯之類又不可輕用也治法宜先清暑熱之氣而佐之下降歸經之藥則氣不逆而血自止矣方用解暑止渴湯治之青蒿五錢玄參五錢麥門冬去心五錢當歸

二錢炒黑荆芥一錢大黃製二錢黑山梔二錢石膏碎一兩鮮竹葉五十張水煎服一劑而暑氣消口渴止二劑而血歸經諸症悉愈不可再投此藥也改用六味湯加麥門冬調理十數劑則血脉自復矣前方中最妙用青蒿能於解暑之中而善退陰火則陰陽既濟而拂鬱之氣自除又得石膏竹葉以瀉陽明胃中之炎暑邪必先從肺而後入胃故益之麥門冬滋金而退肺熱又且止渴加之黑玄參以退浮遊之火而達於膀胱使之荆芥引血中之熱下行而不爲上騰之亂又得大黃之迅逐而暑邪不敢停留於胃中矣血既上越大腸必然燥結故加入當歸

之滑潤以助其速行之勢所謂旋轉如環而助効甚捷也又方用清暑止血湯亦効生地黄一兩製大黄二錢黑玄參五錢犀角尖鎊三錢茅草根一兩水煎濾清用西瓜汁一大盞沖和服可代石膏也

有人痰中吐血如血絲者日間則少夜間則多咳嗽不已多不能眠心肺與尺脉洪數人以爲肺經火盛而成咳血也誰知是腎中之火上沖於咽喉而火不得下歸於命門則水之液變爲痰矣然而心火又欺肺金之弱復來相刑是水之中兼有火之氣所以痰中見血絲也治法宜先滋腎降火而兼清心潤肺金之

不足方用滋陰化絲湯原熟地黄一兩麥門冬去心五錢黑玄參三錢北沙參三錢地骨皮二錢雲茯苓三錢蘇子炒研五分荊芥炒黑一錢牡丹皮三錢川貝母去心研二錢水煎服一劑而血絲少再劑而血絲斷矣此方肺腎心三經並治加之去痰降火之劑消弭於無形故能成功之速倘不用補劑而惟事於去痰降火止恐痰愈多而血愈耗也血絲既愈之後不可仍服此方宜用益陰地黄丸原熟地黄一觔懷山藥八兩麥門冬去心十兩北五味子三兩山茱萸肉八兩牡丹皮六兩白茯苓六兩地骨皮十兩建澤瀉四兩煉白蜜爲丸服一年永不再發又

方用還元止血丹亦効原熟地黄一兩大生地黄一兩山茱萸肉四錢牡丹皮四錢麥門冬去心天門冬去心各五錢桔梗五分紫苑甘草各五分荆芥炒黑八分枇杷葉刷去毛蜜炙三錢北沙參五錢橘紅一錢水煎服

有人久病吐血百計止之而無一効脉得短數微沉人以爲陰虚火升而動肝血也誰知是血犯濁道氣逆火升之故乎夫火不盛與氣不逆則血俱不吐當知氣逆由於火盛欲治氣逆必須降火然而火盛既久則火不能盛氣逆既久則氣更加逆矣似乎瀉火易而降氣難不知火瀉則氣亦隨之而降矣但火久則

變爲虚火虚火宜引而引火之藥多是辛熱之味恐反有助逆之處不若壯水以鎮陽光之爲得也方用壯水鎮陽丹治之原熟地黄二兩大生地黄二兩荆芥炒黑二錢廣三七末三錢水煎濾清童便一盞冲入調服一劑而血即止再劑而血除根矣此方用熟地生地同補精之中即寓止血之妙佐童便以降火仍走於濁道得荆芥引血而歸於經絡更得廣三七即隨之而斷其路徑使其入而不再出也火得水而消氣得水而降此中自有至理也又方用三七童餘飲亦効血餘膏研細二錢廣三七焙燥研細二錢童便一盞調和服

有人大怒吐血色紫氣逆兩脇脹滿作痛左關脉弦數不浮此怒氣傷肝血不能藏熱盛故色紫耳肝本藏血逢怒則肝葉開張血即不能藏矣經曰怒則氣上肝氣必不和肝氣不和則急急則血自難留故一湧而出往往有傾盆大吐者況肝中原有龍雷之火因怒而擊動其火於是劈木焚林故其色紫之血見矣血既上湧肝無血養自然兩脇作痛氣逆而脹滿也治法急宜平其肝氣而少加清涼之品則怒氣一平而龍雷之火自收血症可痊矣倘一味用止血之藥反足以拂其火熱之性也方用平肝止血散治之白芍藥一兩當歸五錢荆芥炒黑二錢黑山

梔二錢牡丹皮三錢貝母去心研二錢藕節三段甘草一錢水煎服一劑而肝氣平二劑而吐血止三劑氣不逆而脹痛盡除也此方君主白芍以平肝而又能益肝中之氣血同當歸用之則生血活血實有神功貝母善以解鬱而消虛痰同丹皮梔子足以涼血而清火熱又使以荆芥之引經甘草之緩急也又方用清肝斷紅散亦効白芍藥一兩當歸五錢鬱金真川者佳一錢荆芥炒黑二錢人參三七焙燥研細末二錢陳阿膠三錢水煎調服更勝前方

有人咯血症血不驟出必先咳嗽不已覺喉下氣不能止必咯出

其血而後快診氣口與腎脈大而帶數無力人以爲肺氣之逆也誰知是腎氣之逆乎腎氣者腎中之虚火也腎中之虚火盛者由於真水衰而不能制其火以致火逆冲上血遂宜大吐矣又何必咳而後出者何故乎蓋肺氣阻之也夫肺爲腎之母腎水者肺之順子腎火者肺之驕子也肺本生腎水而不生腎火恐驕子之凌犯也其驕子因肺母之偏於腎水乃上犯劫奪肺金之血而肺又不肯遽予故兩相搏掣而咯血則快也方用六味地黄湯加味治之原熟地黄一兩山茱萸肉三錢懷山藥三錢麥門冬去心一兩北五味子一錢白茯苓三錢建澤瀉三錢

牡丹皮三錢北沙參四錢水煎連服四劑血自不咯矣服一月全愈用六味湯以大資其腎中之真水用沙參麥冬北五味以大益其肺金實足以制火之有餘何至於血之再咯而上出哉

又方用潤毋濟子丹亦効原熟地黄一兩大生地黄一兩天門冬五錢麥門冬去心五錢牡丹皮三錢紫菀一錢建澤瀉二錢阿膠三錢北沙參四錢鮮白花百合一兩水煎服

有人嗽血者因咳嗽而出血陽分嗽輕陰分咳重診尺脉與氣口脉大而空虚人以爲肺金之嗽血也誰知是勞傷氣血耗損腎水乎夫腎爲一身之精神血脉腎水耗散水不能分給於各臟

而又不慎於女色則水益涸矣水涸而肺金必來相生腎水以洩肺金之氣而無如腎水日日之取給也則子貧而母亦貧矣夫貧子盜母之資則母有剝膚之痛欲求救於胃而胃又受肝火之凌則胃自顧不遑焉能生肺乎腎水一衰難養肝木於是肝木燥而生火故肝木之火旺則心火亦旺心火既旺必來乘肺肺受火刑必呼子以相援而腎子水衰不能相救火欺水之無用凌肺愈甚而咳嗽吐血矣治法自宜救肺然而徒救肺而腎之涸如故則肺之液仍去顧腎而肺仍傷也故治肺仍須補腎腎水足而肝木潤心火自息使腎子富足而肺母已安享矣

方用存陰救涸丹原熟地黃一兩麥門冬去心一兩北沙參一兩地骨皮五錢牡丹皮五錢川貝母去心研二錢白芥子一錢水煎服一劑而嗽輕二劑而咳亦減連服十劑陰分之咳嗽漸除血亦自止後用六味湯加麥門冬北沙參調理自不發矣此方君主熟地麥冬乃肺腎兩治之法也加入北沙參地骨皮牡丹皮者實有微義蓋嗽血必損其陰陰虛則火旺故用北沙參髓熟地麥冬以大滋其陰血得川貝母白芥子不過消肺經胃肝腎與膜膈之痰以陰虛咳嗽者吐必有痰故取其不耗真陰而消痰於無形也況得地骨皮牡丹皮以解骨髓中之內熱則

腎中無煎熬之苦自然不索於肺金而肺中滋潤則清肅之氣自能下濟於腎內金水相生則腎陰漸濡可以養肝木可以制心火外侮不侵家庭樂豫何至有損陰之失哉又方用益肺生陰丹亦効原熟地黄二兩麥門冬去心一兩山茱萸肉四錢天門冬一兩白茯苓五錢柿霜五錢鮮白花百合一兩藕汁一盞水煎服

有人鼻中流血經年經月而不止或愈或不愈兩寸脉與左尺脉芤數人爲肺中之火上升也誰知是心腎二經之火同乘於肺金乎蓋此症雖較口中吐血者少輕然而聽其流血而不止治

雖治而不得其法皆能殺人蓋吐血犯胃衄血犯肺胃爲濁道肺爲清道也犯濁道則五臟盡皆反覆犯清道則止肺經一臟之逆也夫肺爲氣臟氣臟受病故氣逆氣逆則變症多端皆能殺人治法宜調其肺氣之逆但肺逆成於肺經之火夫肺屬金本無火也肺金之火仍是心火刑之也腎水救母反得乾涸以致腎火來助火見火則合於是二火並行血遂妄起從鼻而上越矣然則調氣之法舍調腎清心無他法也而調腎在於補水以制火清心在於潤肺以止血也方用潤肺止衄湯原生地黄一兩麥門冬去心二兩黑玄參一兩柿霜一兩牡丹皮五錢茅

針花三錢水煎服一劑即止此方用麥冬柿霜直滋其肺金之匱之生地玄參以解其腎中遏抑之火佐之丹皮以清心中相刑之炎火退而氣自順血必歸經而不爲衄矣倘畏此方之重而減輕分兩則火勢炎炎未易止遏不能一劑之速也又方用阿膠麥冬散亦効陳阿膠一兩麥門冬去心二兩參三七焙燥研細末三錢牡丹皮五錢黑山梔二錢水煎服再用外治之法亦妙胎髮一團炙灰研細吹鼻中立能止血

有人耳中出血涓涓不絕流三日不止而人死矣此病世不嘗有然而實有其症也耳者腎之竅也耳中流血自是腎虛之病然

而腎虛血不走胃不從口出而偏從耳出者正有其故蓋心包火引之也心包之火與命門之火原自相通二火沸騰則血不走胃而走耳矣蓋胃爲心包之子胃恐腎火之害心故引其火而上走於耳諸經所過之地盡捲土而行故血乃隨之而出也雖耳竅甚細不比胃口之大無冲决之虞而涓涓不絶豈能久乎故必須急止之方用填竅止流丹麥門冬去心一兩原熟地黄二兩鮮石菖蒲一錢牡丹皮五錢燈心五十寸蓮子心二錢水煎服一劑而効如响此方君主熟地者以其有填精而補腎臓之水又得麥冬丹皮蓮心以其能清心而息包絡之焰二經

之火不息而耳竅不閉則有孔可鑽雖暫止血未必不仍然越出於腎竅也故用石菖蒲之引經直透於耳中又引耳中之火仍返於心包而耳之竅不閉而自閉矣用藥之通神直有不可思議之妙又方用截流神妙丹亦効原熟地黄二兩大生地黄一兩麥門冬去心一兩參三七焙燥研細末二錢川黄連二錢鮮石菖蒲一錢白芍藥五錢蓮子五錢水煎服

有人舌上出血不止者其色紅爛而有裂紋紋之中有紅痕發現血從痕出診心腎兩脉皆洪大而數人以爲心火太盛而成也誰知是腎水不升之故乎夫病雖不能一時殺人然而日加困

舌上出血症

頻久則亦不可救援也此症乃心火上炎而腎中之水不來相濟夫心必得水以相養邪水犯心則死真水養心則生故心腎似乎相尅而其實相生也今腎水不交於心則欲求腎水之養而不可得乃借資於舌下之廉泉穴終日取給其津液未免舌敝而乾涸矣夫廉泉有水自能灌注五臟然而腎水足而廉泉之水亦足腎水枯而廉泉之水亦涸譬如江河之水旺而井泉之水亦滿也今腎水既不濟於心之中何能越心而上升於唇舌之間乎此廉泉欲自養方寸之舌而不能何能濟心之炎熱乎故泉脈斷而井甃裂亦無濟於心而并爛其舌舌既爛矣清

泉泥淨必流紅水而成血也治法必大補其心腎使心腎交濟則舌之津液不竭而血止也方用壯水救舌丹治之牡丹皮三錢麥門冬去心五錢桔梗一錢甘草一錢玄參五錢人參一錢原熟地黃一兩北五味一錢川黃連五分肉桂一分陳墨五分燈心五十寸水煎服一劑而舌之血即止連服四劑而裂紋腐爛亦愈此方全不治舌而但交其心腎心腎交而心之氣下通於交腎而腎之水上升於濟心心腎既濟寧再求濟於舌乎舌不耗津於心則舌得自養此不治舌正勝於治舌不止血而正勝於止血耳又方用交心濟舌丹亦効黑玄參一兩麥門冬去

心一兩參三七焙爆研細二錢牡丹皮五錢赤丹參五錢白茯神三錢石菖蒲三分北五味七粒甘草一錢童便一盞水煎沖調服一劑血止四劑全愈

有人齒縫出血者其血之來如一線之標出診腎脉浮大而數人以爲胃中之熱極而出血也誰知是腎經之火沸騰乎夫齒屬腎腎熱而齒亦熱腎虛而齒亦枯矣齒若堅固則腎即欲出血無隙可乘治法不須治齒齒中本無血徒治齒無益仍須治腎夫齒乃骨之餘骨乃腎之屬也故腎爲本而齒爲末也蓋腎火乃龍雷之火直奔於咽喉血宜從口而出何以入於齒耶蓋腎

火走任脉之路而上趨於唇齒無可出之路乘齒縫有隙而出矣龍雷之火其性最急而齒縫之隙細小不足以暢其所出故激而標血如線也方用六味地黃湯加味治之原熟地黃一兩麥門冬去心五錢懷山藥四錢牡丹皮五錢山茱萸肉四錢建澤瀉三錢白茯苓三錢北五味子一錢骨碎補去毛碎五錢水煎服一劑而血即止也連服四劑不再發耶六味地黃湯大補腎中之真水水足而火自降火降而血不再妄行矣又慮徒補腎水而水不易生用麥門冬五味子以補其肺從腎之化源而補之也加入骨碎補以透骨而補其漏則血欲不止而不可得

矣又方用滋水闔縫丹亦効骨碎補去毛一錢人參一錢北五味一錢參三七一錢胎髮煅灰一錢甘草三分陳金墨三分各爲細末擦牙含嗽即止血止後仍服六味地黃丸久服則不再發矣

有人臍中流血者其血不十分多帶水流出診兩尺脉浮大而芤兩寸脉數而短人以爲大小腸之病也然而不止大小腸之症乎夫臍通氣海關元命門烏可洩氣乎雖流血非洩氣之比而日日流血則氣亦隨之而洩矣治法自應閉塞臍門然而不清其源雖閉其門亦徒然也但臍之所以出血者乃大小腸之火

也二火齊旺必兩相攻激於腸中小腸之火欲趨出於大腸而大腸之火欲升騰於小腸兩不相受而火乃無依上下皆不可洩因臍有竅致火直鑽其竅血亦隨之而出矣然則治臍之出血可不急安其大小腸之火乎然而大小腸之所以動火者以腎經乾燥無水以潤之也故治大小腸之火仍須以治腎者何也然小腸爲心之腑大腸爲肺之分心無水潤則小腸亦燥燥則生火肺少水滋而大腸亦涸乾涸動火故腎主大小二便也

方用滋腎兩治湯原熟地黃二兩山茱萸肉五錢麥門冬去心一兩北五味子三錢白朮炒焦三錢陳阿膠五錢牡丹皮三錢

水煎服一劑即血止而不流四劑全愈此方用熟地山茱以補腎水麥冬五味以益肺金多用五味子者不特生水而又取其酸而斂之也益之阿膠以止血而潤大腸佐之丹皮以涼心而清小腸加之白术以健運而利腰臍腰臍之氣利則水火流通自然大小腸各取給於腎水而無相爭之亂水足而火自息血不止而即止矣又方用護臍止血丹亦効當歸一兩原生地黄二兩地榆炒黑三錢白术炒黑三錢側柏葉炒黑三錢北五味子二錢大黄製一錢水煎服

有人九竅流血者其症氣息奄奄欲卧不欲見日頭暈身困氣分

脉微弱血分脉芤數人以爲有祟憑之也誰知是熱血妄行散走於九竅之間非祟憑之乎視其症若重較狂血走一經者反輕止宜引血歸經則血不再流矣夫人一身之中無非氣與血也九竅出血乃由近而遠非盡從臟腑而出然而治法仍須治臟腑之氣血而不可止治經絡之熾熱以臟腑之氣盛能統攝於經絡也方用當歸補血湯加味治之當歸五錢嫩黄芪蜜炙一兩荆芥炒黑二錢人參三錢白术炒焦五錢生地黄五錢北五味子二錢水煎服一劑即止血而不再流矣此症何以血熱妄行不清火而反補其氣所謂血脱益氣故氣虚則不能攝血

血得火而妄行遇臟腑之竅則鑽今補其氣則氣旺矣氣旺自能攝血倘用止抑之法則一竅閉而諸竅安保其盡閉乎用補血湯而又行氣以補氣生血而凉血焉得不奏功如神哉又方用閉竅還陰丹亦効人參五錢當歸一兩原生地黃五錢北五味子一錢白芍藥五錢麥門冬去心五錢白朮炒焦三錢黑玄參三錢荊芥炒黑一錢甘草一錢陳阿膠一兩水煎濾去渣童便一盞人乳一盞冲和藥中服一劑九竅之血皆止此治五臟所傷之聖藥還陰止血之仙丹也

有人大便出血者或糞前而先便或糞後而始來診右尺脉芤數

而左尺脉大且數人以爲糞前來者屬大腸之火糞後來者屬小腸之火也夫腸中本無血藏之所因大腸多火爍乾腸中之液則腸薄而開裂血得滲入裂竅在上則先糞而後血者爲遠血裂竅在下則先血而後糞者爲近血裂竅在上則血來遠而遲裂竅在下則血來近而速故有遲速之分終非大小腸之能出血也倘小腸出血則人且立死小腸心之腑也小腸出血則心傷矣心傷安能存活乎故大腸出血統小腸論之以辨症則可謂大便之血來於糞後者似是而非若屬之小腸更不可也是治便血之症不宜單治大腸而宜補其腎水腎主大小便因

腎水無濟於大腸故火旺而致便血也方用潤腸三地湯原熟地黄一兩大生地黄一兩地榆炒黑三錢當歸五錢木耳焙燥研細末五錢側栢葉炒黑五錢水煎調服一劑即止血二劑全愈此方補水以養血則腸中自潤既無枯燥之苦自無滲漏之患況佐之地榆以凉之木耳以塞之有不取効之速者乎又方用薺苨槐地湯亦効原熟地黄二兩陳阿膠一兩槐米炒黑五錢地栗搗碎三兩同煎服二劑即止血

有人小便溺血者其症痛澁馬口如刀割刺觸而難忍診左尺脉洪數而芤人以爲小腸之火盛而溺血也誰知是腎精大虧而

非小腸之溺血乎究此病起於不慎酒色欲洩不洩受驚而成之者精本欲洩因驚而縮入則精已離宮不能仍反於腎中而小腸又因受驚不得直洩其水則水積而火生於是熱極而煎熬將所留之敗精與熱血而並出於小便之中其實有動腎經之相火而溺血非傷心血之出於小腸也此症較精盡繼之以血者少輕治法宜補陰之中而解其小便之火然而解火而不利其水則水壅而火仍不得出精血又何從而歸經與通利哉方用水火兩通丹原生地黃二兩白芍藥一兩白茯苓一兩當歸一兩牡丹皮五錢黑山梔二錢車前子三錢黃柏鹽水拌炒

二錢木通一錢萹蓄一錢澤瀉二錢水煎濾去渣童便一盞冲和服一劑而澀痛除二劑而溺血止再服二劑全愈矣方中用通利水火而又加平肝補血之藥者蓋血症最懼肝木尅脾胃則脾胃之氣不能升騰而氣乃下陷氣陷而血又何從而升散乎今平其肝則肝氣舒而脾胃之氣亦舒小便之水火兩通而溺血有不速愈者乎又方用通溺除澀丹亦効黄栢盐水拌炒焦二錢大車前子三錢白茯苓五錢白术炒焦三錢王不留行三錢肉桂三分川黄連一錢麥門冬去心五錢水煎濾去渣童便一盞冲服二劑卽止血如房慾太過精盡繼之血者宜用填

精補血丹治之原熟地黃二兩山茱萸肉一兩白茯苓一兩牡丹皮五錢建澤瀉四錢當歸身五錢川牛膝五錢陳阿膠一兩白芍藥五錢大車前子三錢血餘膏研細末三錢黑料荳皮五錢童便一盞水煎調匀服取効

有人皮毛中出血者或標出如一線或滲出如一條或出於頭上或出於身中或出於兩脛之間其氣口脈大而芤左尺脈亦大而空虛此乃肺腎兩經之虧火氣乘隙而外越血亦隨火而出於毛竅也此等之症舍補腎水以滋肺金無第二法可救然而補腎之功緩而不速必須急補其氣氣旺自能衛外而肺金之

氣亦盛而皮毛自固矣方用肺腎兩固湯原熟地黃二兩人參五錢北五味子一錢麥門冬去心一兩參三七焙燥研細末三錢水煎濾去渣童便一盞沖服一劑而血即止矣再用六味地黃湯加麥門冬北五味調服一月永不再發蓋熟地滋陰而補水北味斂津而閉毛竅之虛麥冬滋肺益金而清皮毛之熱自然金水相資更得童便之引火下行而血自循經何至越出皮毛而外洩況加三七以止血人參而壯氣故奏功若神矣又方用壯氣護榮丹亦効黃芪蜜炙一兩當歸身五錢黑玄參三錢麥門冬去心一兩北沙參五錢蘇子炒研一錢北五味子一錢

參三七焙燥研細末三錢何首烏九製一兩水煎濾清調服一劑血即止矣

有人唾血不止者然止唾一口而不多唾其右關與左尺脉浮芤而帶數人以爲所唾之血不多其病似輕而不知實重蓋此血出於脾而不出於胃也夫脾胃相爲表裏者也血犯胃已傷中州之土後天已虧矣何况更犯脾陰之土乎胃主受而脾主消脾氣一傷不能爲胃化其津液雖糟粕已變但能化粗而不能化精以轉輸於五臟六腑之間則諸臟腑皆困是脾之唾血更甚於胃之吐血矣然而脾之所以唾血者仍責之胃土之虚而

尤貴之腎水之衰也蓋胃爲腎之關門腎衰則胃不爲腎以司其開闔而脾之血欲上唾而胃無約束任其越出於咽喉之上矣故脾之唾血雖脾火之沸騰實腎胃二火之相助也治法平脾經之火必須補脾中之土更須補腎經之水以止胃中之火也方用脾腎兩滋飲白茯苓三錢黑玄參二錢牡丹皮三錢芡實四錢懷山藥五錢茅草根一兩原熟地黄一兩北沙參五錢甘草五分南棗三枚水煎服二劑而唾血止四劑全愈此方輕於治脾而重於補腎誠探本之法也倘止瀉脾火之有餘必致損胃土之不足胃氣傷而脾氣更傷然後始去補腎則功緩而

不速何能制脾火之上升哉毋論唾血難止只恐胃關不閉而血且大吐矣此滋腎益脾之所以妙耳又方用復脾散亦効白术炒焦三錢黑玄參二錢原熟地黄一兩北五味一錢荆芥炒黑一錢川貝母去心研一錢白茯苓三錢陳阿膠五錢水煎服二劑血止四劑全愈

有人雙目流血甚至直射而出婦人則經閉不行男子則口乾唇燥其三陰之脉浮弦而數人以爲肝血之妄行也誰知是腎中之火動乎夫腎中之火者相火也若君火寧靜則相火不敢上越惟君火既衰而後心中少動於嗜慾則相火即挾君主之令

以役九竅而九竅尊君之命不敢不從聽其所使矣心之系通於目肝之竅開於目肝中有火亦相火也與腎中之相火心包絡之相火正同類也火與火相助而沸騰不啻如小人結黨比附而不可解直走於心肝之竅系血不下行而湧射於上竅矣治法似宜補心君之弱以制腎火之動然而心火既虛補心而心不易旺必須補腎以交心則心腎既濟則相火不動血自寧靜耳方用補腎濟心丹麥門冬去心一兩遠志去心二錢白茯神三錢原熟地黃一兩山茱萸肉五錢黑玄參三錢牡丹皮三錢芡實三錢當歸身三錢柏子仁二錢白芍藥五錢蓮子心一

錢柴胡三分水煎服一劑而血止二劑不再發此方心肝腎三經同治之藥也補腎以生肝即補水以交心耳或疑腎中火動不宜重補其腎不知腎火之動乃腎水之衰也水衰故火動水旺而火靜乎況心氣必得腎水之資而心氣可旺也心腎交濟何患血之不止也又方用滋腎止沸湯亦効原熟地黃一兩白芍藥五錢山茱萸肉五錢羚羊角鎊三錢甘菊花一錢荆芥炒黑一錢北五味子十粒牡丹皮三錢竹瀝一合黑山梔仁一錢水煎服一劑即止血矣

有人舌上出血不止細觀之有小孔標血診人迎之脉洪數此心

火上升熱血妄行於舌之竅也夫鼻衄犯氣道也舌衄不過犯經絡之小者耳然而血出於口者犯胃而不犯心血出於舌者犯心而不犯胃犯胃爲腑而犯心爲臟烏可謂經絡細小之病而輕治之乎治法内補其心中之液而外填其舌竅之孔則心火自寧而舌衄易止也方用補液填孔丹人參三錢原生地黄五錢麥門冬去心五錢赤丹參三錢北五味子十粒懷山藥三錢當歸身五錢川黄連一錢黑玄參三錢川貝母去心研一錢胎髮煅灰研細末二錢水煎調服外用槐花炒黑廣三七焙燥各等分爲細末摻之即愈夫槐花三七本能止血不必借重於

補劑也然而内不治本而徒治其末未必不隨止而隨出也又方用栢子寧心丹亦効人參三錢白茯神三錢栢子仁三錢遠志去心一錢鮮石菖蒲一錢當歸身五錢原熟地黄五錢麥門冬去心五錢北五味子十粒川貝母去心研一錢川黄連一錢棗仁炒焦三錢燈心五十寸水煎服一劑血即止再服四劑永不發矣

汗症論

東垣曰人之汗猶天地之雨也陰滋其陽則爲雨露陰血內攻致使汗出如雨陰邪入內隨汗之所發也然汗又分五臟所出不同經曰驚而奪精汗出於心持重遠行汗出於腎疾走恐懼汗出於肝搖體勞苦汗出於肺飲食飽甚汗出於胃醉飽行房汗出於脾又曰陽氣有餘爲身熱無汗陰氣有餘爲多汗身寒陽勝則身熱腠裏閉喘麤汗不出陰勝則身寒汗出但汗不可太過多汗則亡陽矣若陰閉其邪非發汗不能踈泄其邪也蓋汗由血化血是氣生在內爲血發外爲汗丹溪曰心之所藏在

内爲血發外爲汗蓋汗乃心之液而自汗者無時而濈濈然汗出動則爲甚屬於陽虚衛氣之所司也蓋人以衛氣固其表衛氣虚則肌肉不温皮膚不充腠裏不密而開闔失其所司故汗出焉蓋自汗之症未有不因心腎俱虚而得者故陰虚陽必輳發熱而自汗陽虚陰必乘發厥而自汗乃陰陽偏勝之所致也盗汗者睡則出醒則止如䰩盗然皆由陽勝不能養心陰虚不能外護致令精液耗散腠裡不密因静而内攻故睡多汗出醒則陽氣自泄汗止而不出矣蓋究其源不外乎陰虚火盛所致治宜滋陰降火兼歛心氣更補腎水使陰陽調和水升火降其

汗自止矣大率盜汗宜補陰自汗宜補陽有表虛自汗者治宜實腠裡而調衛氣有濕盛而自汗者必聲音如繼瓦甕中出也治宜燥而斂之有痰症而自汗者治宜順氣清痰氣順則痰衰而汗止有火氣上薰胃中之濕而自汗者治宜清熱兼理其濕濕熱清而汗止有陽虛氣弱而自汗者此衛不能固閉也治宜斂而實之亦有風暑濕邪與衛氣相干以致喜怒驚恐嗜慾勞力皆能致之如邪氣相襲而自汗者治宜微散之如驚恐勞傷而自汗者治宜補而斂之又有汗多若服止汗固表之劑而不効者當理心血蓋心無所養不能攝血故滲而爲汗又有別處

無汗獨心孔一片有汗者名曰心汗由思慮過度而得其病在心治宜養心血其汗自止又有頭上出汗頭者六陽之所會也故火熱薰蒸氣乃上升而汗出於頭也額面之汗部分五臟左頰屬肝右頰屬肺鼻屬中州頤屬腎經額屬心氣三焦之火涸其腎水溝渠之餘迫而上入於心之分故發爲頭面之汗耳如肺虛者固其皮毛脾虛者補其中氣心虛者益其血脉肝虛者禁其疎泄腎虛者助其封藏此治五臟之大法也然又當參之以脉合之以證辨其陰陽察其寒熱總之脉數而浮者多陽脉遲而微者多陰汗出而熱者多陽汗出而寒者多陰煩躁身熱

自汗者多陽厥逆身寒自汗者多陰陽盛者陰必弱陰盛者陽必衰此陰陽之盛衰也致以汗出髮潤者不治汗出如油者不治汗凝如珠者不治汗大出而喘脉脱神昏者不治此爲六陽氣絶陰陽相離故耳若傷寒陰陽脉俱緊而自汗不止者名爲爲亡陽亦皆不治此數條悉屬汗之惡候故表而識之

汗證辨案

有人大病之後無過而遍身出汗日以爲常肺腎脉弱而散人以爲内熱熾盛而汗出也誰知是陽氣之虚腠裡不密汗自外泄乎大病之後氣血衰弱衛不護外血變汗而泄出於皮膚若肺

金清肅之令行則汗雖欲越出於皮毛而腠裡未疎何能外泄惟疾病之時先損其肺肺先無自主之權安能禁其氣之不固哉氣不固而汗乃血之所化汗隨氣泄遍體淋漓又無内邪之散有不汗泄其真氣者乎似乎較亡陽之症相同然而亡陽之症身喪於頃刻自汗之病不至遽殞於須臾其故何也蓋亡陽之症乃熱邪驅之自汗之症乃陰虚促之也陽病暴而陰病緩亡陽之病難以救援虧陰之症易於調治然而治法自當以補氣爲主而補氣之中兼以補陰既固其陰之虧則陰能攝陽不止汗而汗自止矣方用固陰攝陽湯人參五錢嫩黄芪蜜炙一

兩白芍藥五錢麥門冬去心五錢北五味子一錢山茱萸肉三錢原熟地黃一兩桂圓肉五錢水煎服二劑汗少四劑汗止十劑全愈此方用人參黃芪以大補其氣氣足則肺金有養皮毛自固益之麥冬五味則肺金不特自足以衛外兼可以分潤於腎水猶恐汗出太多必損耗真陰故加熟地山茱以益真陰使肺金不必又來下生腎水則肺氣旺而皮毛益固矣增入白芍一味以收歛肝氣則肝木自平使肺金無仇家之相犯則肺氣安然自能行其清肅之令於膀胱則上下之氣舒而心君寧靜自能生液不來尅肺則肺金有權得以自主安肯聽汗之自出

哉此補陰攝陽之妙法也倘貧乏無力服參者豈忍視死不救前方之中倍加黄芪二兩增入防風五分同前藥煎服功未嘗不同但必須多服十數劑未有不愈者也又方用固腠斂汗湯亦効嫩黄芪蜜炙二兩麥門冬去心一兩北五味子二錢冬桑葉十片浮小麥一兩水煎服

有人夢遺之後身體狼狽加之行役太勞或房慾太甚遂至盜汗淋漓左尺脉浮滑而虚左寸脉數人以爲腎氣之虚也誰知是心氣更加熱乎夫心喜寒而不喜熱腎喜熱而不喜寒似乎心腎之相違然而於相違之中未常不相合也腎因夢遺之後自

然精水不足加之力役行房以勞其筋骨則內臟空虛真陰受虧何能上濟於心乎心無腎水之相濟則心中自熱而腎水更耗則陰愈虛何能外護以致陽氣躁擾因靜內攻故睡多汗出治法宜瀉心中之熱仍宜補腎中之水腎水足而心火自清心火清而盜汗自止矣方用濟心止汗湯麥門冬去心五錢生棗仁研一兩原熟地黃一兩山茱萸肉三錢川黃連五分人參三錢丹參三錢白茯神三錢肉桂五分浮小麥一兩水煎服一劑汗少止二劑汗全止此方心腎雙補之藥心腎兩足自有離而復合之勢黃連麥冬清心而潤肺肉桂熟地溫腎而壯水人參

丹參補心而生血得浮小麥以止汗山茱萸固精氣而又補肝腎之傷茯神棗仁安神而斂其陰分之汗能使心腎交於頃刻心腎既交則心氣寧靜神明守舍相火畏主何敢竊財用而偷出哉倘不補心腎惟事止汗汗亦不能止必且輕變重而重變危矣烏可輕用止澀之味乎又方用三參飲亦効黑玄參五錢麥門冬去心五錢原生地黃五錢何首烏九製五錢天門冬三錢人參三錢北沙參三錢棗仁五錢白茯神二錢川黃連五分北五味一錢水煎服

有人夜間發熱初時星星出汗後則漸多日久每夜竟出大汗至

五更而止左尺與右尺脉微細而數人以爲陽虛腠裡不容而盜汗也誰知是陰虛腎火熾盛而汗大出也夫陰虛者腎虛也腎藏真陰陰宜秘藏何故發汗蓋腎中之火動也腎水非腎火不養何反致洩水即洩水宜從下出何走皮毛而旁出耶不知腎火生水者真火也真火喜靜而不喜動水靜則真火生水水動則真火泄水矣生水則火能秘藏泄水則火乃奔越矣故腎中之火動者仍腎中之水自動由於人之縱慾而好泄其精也泄精過多則勞其精而水動而火亦動火動而水不足以濟之則火且挾水而騰出於本宮不從下走而遊行於經絡腠裡之

間遇毛竅而泄也初則偶爾遊行久則長夜出汗陰氣愈虛則愈汗毛竅之細路竟成轉輸之大道矣然汗既易出宜無分晝夜何夜汗而晝不汗耶得毋陰虛而陽未虛乎不知陰陽各有道路行於陽之分則陰不敢奪陽之權行於陰之分則陽不敢奪陰之柄夜間出汗實陰走於陰之途至於五更則陰不敢入於陽之界故陰汗遇陽氣而自轉非陰虛而陽亦虛也治法宜大補其真陰而加之陽分之藥庶幾陰遇陽而止也方用遇陽返陰丹原熟地黃一兩山茱萸肉五錢人參二錢白朮炒焦三錢建澤瀉二錢地骨皮三錢北沙參三錢北五味子一錢冬桑

葉五張水煎服二劑汗少止四劑汗乃止十劑汗不再出矣此方用熟地山茱補精而善能益腎水之將憊地骨皮沙參補陰而更能清骨髓之虛熱澤瀉雖利濕以安腎中之相火五味桑葉斂陰而有止汗之妙人參白朮健脾胃而更有補氣攝液之能陰陽既無偏勝之虞必無走泄之患而陰分之汗自易止矣

又方用湛露飲亦効原熟地黃一兩地骨皮三錢北沙參五錢牡丹皮三錢北五味子一錢建澤瀉二錢何首烏九製五錢人參一錢水煎服又方用六味地黃湯加地骨皮北五味子水煎服治盜汗之神方也

有人飲食之時頭項至面與頸頞之間大汗淋漓每飯皆如此然身中又無恙右關脉浮大而數人以爲陽氣之旺也誰知是胃火之盛乎夫胃火者陽火也胃火與陽氣而分爲二者何故不知陽氣者合三陽而言之胃火者单舉陽明一經而言之也胃本屬土無水穀之入則胃氣安靜即處飢餓之時而其火暗起亦不過在胸膈間不能上至於頭項惟得水穀之氣填於陽明之經則胃中之火借水穀之氣以助其勢遂化汗而上騰越出於頭面頸頞也此等之汗明是胃火之盛由於心包之火亦旺也心包生土以生火非助火以害土胃得火生以出汗不同於

邪火之自焚也故止出汗於上焦而不亡陽於下焦耳治法瀉胃火之有餘不可損臟陰之不足使胃平而汗自止也方用清胃收汗飲玄參五錢生地黃五錢荆芥一錢北五味子三分生白芍藥五錢牡丹皮三錢白芥子一錢麥門冬去心五錢冬桑葉五張鮮竹葉五十片水煎服十劑汗少再服十劑全止此方不去純瀉胃火又去滋陰清火蓋陽火之盛者實陰血之衰也補陰則陰旺自足以攝陽不必純以止汗而汗自止况方中桑葉荆芥爲引經止汗之品所謂立方有法調劑咸宜抑陽而歸於陰宅化汗而返爲血液又何疑乎然必多服而始奏効者以

調胃之藥宜和緩而不宜急遽也又方用龜豕膏亦奇効龜板膠二兩猪心内之血一兩北五味子二錢爲末煑成一塊口含化嚥服作一次食完永不再發先將龜膠溶化後入猪心血在内再入五味子末調化膠中後冷切片含化此神方也

有人心頭有汗一身手足無汗者人迎與少陰脉大而耎散人以爲心熱之故也誰知是思慮過度心虚而無血以養心乎夫心主火也思慮過度則心火炎燒逼乾其液液乾宜無汗矣何心頭多出汗耶不知此汗非汗也乃心中之液内不能存外走而汗出耳或疑心液無多安得盡化爲汗不知心爲君主之宫心

熱則五臟六腑之液羣來相資因其內熱之甚不養心而爲液反越心而爲汗也汗既多出無有盡期五臟六腑之液何能相繼勢必心愈熱而汗愈出而不可止及至汗不可止而心中乾燥煩躁不眠之症生矣治法補血以養心瀉火以生液不必止汗而汗自止矣方用瀉火滋心丹人參二錢川黃連五分丹參三錢麥門冬去心五錢甘草五分原熟地黃一兩山茰肉五錢栢子仁三錢大生地黃五錢白朮炒二錢玄參二錢牡丹皮三錢冬桑葉五片水煎服二劑心汗止十劑不再發此方雖爲滋心實多滋腎之味蓋心之液必得腎之精上溉而液乃生故欲

補心中之液必須補腎中之精也補腎而少加助胃清心之品則心火安寧而汗液不外越矣又方用寧心止液丹亦効人參二錢原熟地黃一兩大生地黃五錢麥門冬去心五錢北五味子一錢川黃連一錢肉桂三分白茯神三錢棗仁炒五錢菟絲子五錢牡丹皮三錢丹砂水飛極細一錢不可經火栢子仁三錢蓮子心一錢水煎調服二劑汗止而愈